产科 MDT 诊疗实践

刘　铭　施君瑶　主编

科学出版社

北京

内 容 简 介

本书结合产科临床实践,介绍了较典型的 20 个 MDT 诊疗案例,围绕 MDT 诊疗的发起、讨论、结论,展示了产科医生如何利用 MDT 诊疗模式解决产科疑难危重问题,从而保障孕产妇生命安全,提高医疗质量。这 20 个案例既有疑难案例,也有常见案例如妊娠期合并症、妊娠期并发症等,每一个案例都包括病史、体格检查、实验室和辅助检查、MDT 讨论、MDT 结论、最后诊断、治疗经过、MDT 诊疗思路等内容,并结合国内外指南和文献报道对相关知识点进行梳理。

本书适合从事妇产科临床工作的各级医生阅读,有助于产科医生转变诊疗思维,以适应现代产科疾病谱的变化。

图书在版编目(CIP)数据

产科 MDT 诊疗实践 / 刘铭,施君瑶主编. -- 北京:科学出版社,2024. 11. -- ISBN 978 - 7 - 03 - 079515 - 1

Ⅰ. R714.059.7

中国国家版本馆 CIP 数据核字第 2024WV5257 号

责任编辑:闵 捷 / 责任校对:谭宏宇
责任印制:黄晓鸣 / 封面设计:殷 靓

科 学 出 版 社 出版

北京东黄城根北街 16 号
邮政编码:100717
http://www.sciencep.com

南京展望文化发展有限公司排版
上海锦佳印刷有限公司印刷
科学出版社发行 各地新华书店经销

*

2024 年 11 月第 一 版 开本:B5(720×1000)
2024 年 11 月第一次印刷 印张:10 1/4
字数:150 000

定价:80.00 元

(如有印装质量问题,我社负责调换)

序 | Foreward

　　孕产妇死亡率是衡量一个国家或地区社会、经济、医疗水平的综合性指标,联合国将其列为全球八项千年发展目标(Millennium Development Goals,MDGs)之一,我国也将其列为卫生工作的三大指标之一。

　　为了在短时间内最大成效地降低孕产妇死亡率,上海市卫生行政部门在 2007 年通过公共卫生体系中妇幼卫生项目的实施,依托 5 家实力雄厚的三级综合性医疗机构建立了上海市危重孕产妇抢救中心及其救治网络,在全市助产医疗机构构建了危重孕产妇转会诊抢救的"绿色通道",大大提高了危重孕产妇抢救成功率,使孕产妇死亡率显著下降。目前上海市的孕产妇管理已经处于国内第一、世界领先水平。

　　然而孕产妇管理不应止步于降低孕产妇死亡率,如何阻断孕产妇危重病情的发生是进一步做好孕产妇管理的关键。关口前移、全程管理与重点管理仍是值得进一步探索实践的保障母婴安全的关键举措,且工作需要进一步细化。世界卫生组织指出,关于母婴安全的四个优先的技术领域包括:减少意外妊娠、改善孕产期保健服务、提高利用医疗服务的能力,以及产科急诊的及时处理。因此,要取得良好的母婴安全成效,有必要将孕产期保健服务的关口前移到孕前以及发生危急重症前。此外,随着我国生育人群特征的改变,高龄及合并内外科基础疾病的妊娠女性明显增多,产科疾病日益复杂化,部分复杂疾病仅依靠产科往往无法准确地诊断和制定最佳诊疗方案。因此,需要加强产科学与不同学科之间的协作与沟通,从而为患者提供更全面、精准的医疗服务,最大程度上保障母婴安全。

　　《产科 MDT 诊疗实践》一书所有涉及案例均来自临床实践,每一个案例都具有其独特的诊断和治疗难点。通过多学科团队（multi-disciplinary team，MDT）的系统分析，可深刻地理解这些案例的本质，掌握处理疑难复杂案例的技巧和方法，具有很强的实用性和指导性，适合从事妇产科临床工作的各级医师和从事母婴保健的医护工作者阅读参考。

李刚

同济大学附属东方医院

2024 年 1 月

前言 | Preface

母婴健康是全民健康的基石,保障母婴健康是保障出生人口数量和质量的重要前提。《"健康中国 2030"规划纲要》和《健康中国行动(2019~2030 年)》中指出,为进一步保障母婴安全健康,要求努力实现孕产妇死亡率下降到 12/10 万及以下,婴儿死亡率下降到 5.0‰ 及以下。《2023 年我国卫生健康事业发展统计公报》报道我国孕产妇死亡率为 15.1/10 万(城市 2.5/10 万,乡村 17.0/10 万),距离孕产妇死亡率的最终目标仍有一定距离。随着我国生育政策及女性生育特征的改变,导致孕产妇死亡的产科疾病谱也发生变迁,产后出血、心脏病、静脉血栓及肺栓塞位居孕产妇死因的前三位。由此可见,非产科因素所导致的孕产妇死亡已占据重要位置。因此,如何优化产科疑难危重疾病的管理,降低孕产妇死亡率,是亟待解决的问题。

20 世纪 60 年代,美国率先提出多学科团队(multi-disciplinary team,MDT)诊疗的概念,即由 2 个及以上临床学科专业人员,针对某一疾病,通过会议讨论的形式,为患者制定最佳治疗方案,继而由相关学科单独或多学科联合执行该治疗方案。相较于传统的单个科室会诊模式,MDT 诊疗以患者为中心,针对特定疾病,依托多学科团队,制定规范化、个体化、连续性的综合治疗方案,可实现各科资源和优势的最大化整合。这种诊疗模式不仅可提高诊治效率和质量,改善就医体验,还可提高整体专业水平及各个学科的交叉发展,最终保障患者安全,是目前临床诊疗模式的发展趋势。因此,积极开展 MDT 诊疗,发挥 MDT 在产科疑难危重疾病诊疗中的作用,对进一步降低孕产妇死亡率具有重要意义。

随着我国老龄化社会的发展和疾病谱的改变,我国相继出台相关政策鼓励及促进 MDT 的开展：2015 年中国医师协会外科医师分会多学科综合治疗专业委员会发布第一版《MDT 的组织和实施规范》；2018 年《进一步改善医疗服务行动计划（2018—2020 年）》提出，要以患者为中心，推广 MDT。但目前 90% 的 MDT 仍用于肿瘤和急症的诊疗，部分已开展的产科 MDT 诊疗也主要聚焦在危急重症发生时，这时孕产妇的危急病情和妊娠不良结局往往已经发生。本书所倡导的产科 MDT 诊疗主要应用于危急重症发生之前，对产科疑难复杂案例进行 MDT 诊疗与管理，预测、预警与预防危急重症的发生，真正做到关口前移，并节约卫生资源。但目前产科 MDT 诊疗的推广应用尚处于起步和探索阶段，主要面临的挑战在于：① 医护人员认识不足，产科疑难复杂案例及早进行 MDT 诊疗干预的理念尚未形成；② 缺乏合理的资源配置与管理制度；③ 人员分工职责不明；④ 统一规范的管理流程尚未建立。产科 MDT 诊疗不同于其他学科围绕某一疾病或器官组织开展多学科诊疗，而是以孕产妇作为一个整体，可能涉及呼吸、消化、循环等多个系统，又可能涉及肿瘤、免疫、心理等多方面诊疗，因此产科 MDT 诊疗的开展与管理既具有一般 MDT 的特征，又有其独特性。

　　《产科 MDT 诊疗实践》以 20 个真实案例为蓝本，从案例分析、MDT 讨论与结论、相关知识点解读等方面让读者直观地感受产科 MDT 诊疗的具体实施过程。通过案例实践和理论与实践相结合的模式，充分展示了产科 MDT 诊疗的组织实施过程与成效，希望借此提高母婴保健人员利用 MDT 诊治产科疑难复杂案例的能力，深化产科 MDT 诊疗模式应用的理念，以达到进一步降低危重孕产妇死亡率、保障母婴安全的目标。

　　由于产科 MDT 诊疗模式的推广尚处于探索初期，书中如存在不足之处，希望广大读者给予批评指正。在此，衷心感谢参与编撰、校正书稿的各位作者，特别感谢上海市东方医院产科安全办公室和浦东新区妇幼保健中心的大力支持。

刘　铭

上海市东方医院

2024 年 1 月

本书所使用的缩略语

缩略语	英文全称	中文全称
ACA	anti-cardiolipin antibody	抗心磷脂抗体
ACEI	angiotensin converting enzyme inhibitors	血管紧张素转化酶抑制剂
ANA	antinuclear antibody	抗核抗体
ARB	angiotensin Ⅱ receptor blocker	血管紧张素Ⅱ受体阻滞剂
b.i.d.	bis in die（拉丁语）	每日两次
BMI	body mass index	体重指数
BNP	brain natriuretic peptide	脑利尿钠肽
C3	complement 3	补体3
C4	complement 4	补体4
CRP	C-reactive protein	C-反应蛋白
DKA	diabetes ketoacidosis	糖尿病酮症酸中毒
Dsg	desmoglein	桥粒芯蛋白
FT_3	free triiodothyronine	游离三碘甲腺原氨酸
FT_4	free thyroxine	游离甲状腺素
GFR	glomerular filtration rate	肾小球滤过率
HDL－C	high density lipoprotein cholesterol	高密度脂蛋白胆固醇
HDP	hypertensive disorders of pregnancy	妊娠期高血压疾病
HIV	human immunodeficiency virus	人类免疫缺陷病毒
HPV	human papilloma virus	人乳头状瘤病毒

续 表

缩略语	英 文 全 称	中 文 全 称
ICU	intensive care unit	重症监护病房
IgG	immunoglobulin G	免疫球蛋白 G
IL	interleukin	白介素
IVF – ET	*in vitro* fertilization-embryo transfer	体外受精-胚胎移植
LVEF	left ventricular ejection fraction	左心室射血分数
MetS	metabolic syndrome	代谢综合征
MRI	magnetic resonance imaging	磁共振成像
NIPT	noninvasive prenatal testing	无创产前筛查
NT	nuchal translucency	颈项透明层厚度
OGTT	oral glucose tolerance test	葡萄糖耐量实验
pH	pondus hydrogenii	酸碱值
Pro – BNP	pro-brain natriuretic peptide	B 型钠尿肽前体
q.d.	quaque die	每日一次
RNP	ribonucleoprotein	核糖核蛋白
SAA	serum amyloid A	血清淀粉样蛋白 A
SS – A	Sjögren's syndrome antigen A	干燥综合征抗原 A
t.i.d.	ter in die(拉丁语)	每日三次
TC	total cholesterol	总胆固醇
TG	triglyceride	甘油三酯
TNF – α	tumor necrosis factor – α	肿瘤坏死因子– α
TSH	thyroid-stimulating hormone	促甲状腺激素
TT4	total thyroxine	总 T_4
TTP	thrombotic thrombocytopenic purpura	血栓性血小板减少性紫癜
VTE	venous thromboembolism	静脉血栓栓塞症
WHO	World Health Organization	世界卫生组织

目录 | Contents

案例 1 妊娠合并泛发性疱疹性银屑病

【病史】

现病史：患者，31 岁，G_1P_0，孕 32^{+5} 周，全身皮疹进行性加重 2 周。平素月经规则，末次月经：2022 年 8 月 7 日，预产期：2023 年 5 月 14 日。此次妊娠为 IVF-ET 辅助受孕，2022 年 8 月 25 日移植 1 枚冻胚。患者孕期外院建卡产检，孕 7^{+3} 周发现抗干燥综合征抗原 A 抗体（抗 SS-A IgG 抗体）>400 RU/mL，偶有眼干、口干症状，未予治疗。孕 10^{+5} 周外院监测 24 h 动态血压增高，诊断慢性高血压，给予盐酸拉贝洛尔片口服降压治疗，血压波动在 110~120/80~85 mmHg（1 mmHg=0.133 kPa）。孕 12 周检查胎儿 NT 2.0 mm，NIPT 阴性，胎儿系统超声、OGTT 均未见异常。孕 27^{+4} 周外院检查，花生四烯酸诱导的血小板聚集 84.6%，三磷酸腺苷诱导的血小板聚集率 78.6%，ANA>400 RU/mL，抗 SS-A 抗体>400 RU/mL，诊断"干燥综合征"，给予磺达肝癸钠注射液 2.5 mg 皮下注射，q.d.；硫酸羟氯喹片 400 mg 口服，b.i.d.；醋酸泼尼松片 10 mg 口服，q.d.。患者孕 30^{+5} 周无诱因下出现颈部及胸部皮肤红疹，未予重视。1 周内皮疹进行性加重，表现为全身皮肤发红，偶伴瘙痒、刺痛，外院皮肤科就诊后给予炉甘石洗剂等对症处理，明显好转。孕 32^{+5} 周时患者因自觉双下肢皮疹较前增多伴疼痛来我院就诊，收治产科病房后请皮肤科会诊，诊断"脓疱性银屑病"，给予每日静脉滴注甲泼尼龙琥珀酸钠 40 mg，治疗后 3 d 症状无缓解。

既往史：2021 年 8 月因"宫腔息肉"行宫腔镜下息肉摘除术；否认其他手术及外伤史。

生育史：已婚未育，0-0-0-0，结婚后 2 年未避孕未孕。

【体格检查】

1. 生命体征　体温 36.2℃,脉搏 80 次/min,呼吸 20 次/min,血压 117/67 mmHg。

2. 查体　一般情况可,神志清,面容正常,发育正常,营养中等,对答切题。口腔黏膜无破损、未见溃疡。下腹膨隆,腹软无压痛。躯干及四肢泛发性、肿胀性环形红斑、局部融合,伴有少许脱屑,手足末端干裂脱屑(图 1-1)。

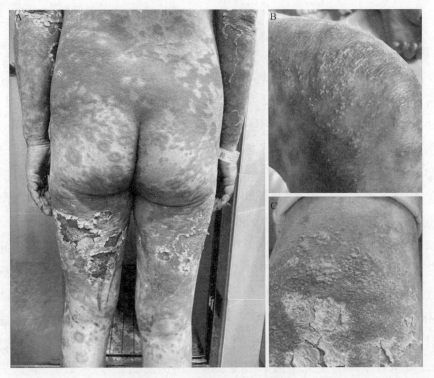

图 1-1　案例 1 患者皮肤表现

患者皮损呈全身环形红斑,局部融合

二维码 1-1
图 1-1 彩图

3. 专科检查　宫高 30 cm,腹围 96 cm,听诊胎心 154 次/min,胎儿估重 180 g±400 g,未及宫缩,未行阴道检查。

【实验室检验和辅助检查】

1. 感染指标　白细胞 11.04×10⁹/L,中性粒细胞百分比 90%↑,CRP 33.2 mg/L↑。

2. 炎症指标　红细胞沉降率 28 mm/h↑,IL－6 1.837 ng/L。

3. 免疫学指标　抗 BP 180、Dsg1/Dsg3:阴性;棘细胞间 Ig 类抗体沉积:阴性;基底膜带 IgG 类抗体线性沉积:阴性。

4. 生化指标　谷丙转氨酶 26 U/L,谷草转氨酶 53 U/L,总蛋白 65 g/L,白蛋白 36 g/L;钾 3.4 mmol/L,钠 136 mmol/L,氯 100 mmol/L。

5. 心肌酶谱　肌酸激酶同工酶 26.5 ng/mL,肌红蛋白 329.0 ng/mL↑,Pro－BNP 167 ng/L↑。

6. 病理活检　大腿皮肤组织表皮细胞局灶性坏死、广泛的中性粒细胞浸润,见典型的芒罗微脓肿(Munro 微脓肿)和 Kogoj 微脓肿(图 1－2)。

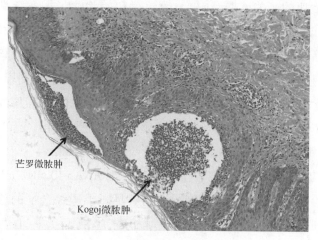

图 1－2　案例 1 患者大腿皮肤组织

见芒罗微脓肿和 Kogoj 微脓肿,HE 染色(×200)

二维码 1－2
图 1－2 彩图

7. 基因检查　全外显子组测序未发现 *IL－36RN* 基因突变。

【MDT 讨论】

1. 产科建议　患者一般情况尚可,但皮肤病发展较快,因皮肤病损处肿胀、刺痛,已影响睡眠。胎动良好,胎儿生长发育符合孕周。但感染、炎症指标包括中性粒细胞百分比、红细胞沉降率、IL－6 等异常升高,若短时间不控制,可能出现炎症加重、炎症因子风暴等,严重时可危及母胎生命安全,因此亟须明确诊断后快速控制病情。

2. 外院皮肤科建议　患者皮肤病损广泛分布于全身,特点较典型:

对称性红色斑块,边缘以环状形式散布着无菌性脓疱。随着中央区溃烂和结痂,斑块从边缘向外扩大,形成脓疱的同心环,符合泛发性疱疹性银屑病(generalized pustular psoriasis, GPP)的临床表现。该疾病全身性症状较重,包括不适、发热、厌食、恶心、呕吐、腹泻和手足搐搦,有报道合并胎儿生长受限、死胎[1]。该疾病不易与急性泛发性发疹性脓疱病(acute generalized exanthematous pustulosis, AGEP)相鉴别。AGEP 是一种重度药物反应,通常在致病药物(最常为抗生素)暴露后数小时至数日内迅速出现几十至几百个针尖大小的非毛囊性无菌性脓疱。GPP 患者没有相关的药物暴露史,由此可与 AGEP 相区分。

GPP 治疗的相关证据有限,一般建议初始治疗采用系统性皮质类固醇治疗,但该患者给予静脉滴注糖皮质激素治疗后 3 d 症状无缓解,且有病情加重趋势。结合临床实践,可以联合司库奇尤单抗治疗,该药一般在使用 1 周内起效。该药虽在食蟹猴等大型动物实验中未发现致畸、孕期严重并发症等,但在孕妇中使用的药物安全性证据不足,需家属知情同意后使用。使用该药物前需排除甲型流感、乙型流感、梅毒、艾滋病、肝炎病毒感染、结核杆菌感染等感染性疾病。

3. 风湿免疫科建议　患者孕 27^{+4} 周时因 ANA>400 RU/mL、抗 SS－A 抗体阳性诊断"干燥综合征",诊断证据不足。干燥综合征的诊断需满足口腔症状、眼部症状、眼部特征、组织学检查、唾液腺受损、自身抗体异常等 4 条及以上诊断标准,且组织学检查和自身抗体需至少有一项阳性。孕期使用硫酸羟氯喹、低分子肝素、醋酸泼尼松治疗证据不足。考虑患者皮疹不能完全排除药物诱发可能,故建议暂停以上药物的使用,但抗 SS－A 抗体阳性可能与胎儿心脏传导异常相关,建议加强胎儿心功能监测。

【MDT 结论】

(1)患者 GPP 诊断基本明确,进一步明确诊断须行病损组织活检及病理检测。

(2)建议激素联合生物制剂司库尤其单抗治疗 GPP,达到快速控制病情的治疗目的。药物治疗期间动态随访炎症指标变化,加强母胎监护。

(3)GPP 的妊娠期治疗目前缺乏统一的指南推荐,主要在于药物的临床安全性缺乏充分的临床证据,因此,需与患者及家属充分沟通用药利弊。

【最后诊断】

（1）G_1P_0,孕 32^{+5} 周,单胎。

（2）妊娠合并 GPP。

（3）珍贵儿(原发不孕史,IVF-ET)。

【治疗经过】

经患者及家属充分知情同意后给予甲泼尼龙琥珀酸钠 40 mg 静脉滴注联合司库奇尤单抗注射液 300 mg 皮下注射治疗。

治疗后第 2 日,患者疼痛明显减轻,白细胞和中性粒细胞百分比恢复正常;治疗后第 3 日,患者皮肤红肿和红斑明显减少,但仍有新的皮损出现;治疗后第 9 日,患者皮肤红斑基本消失(图 1-3)。

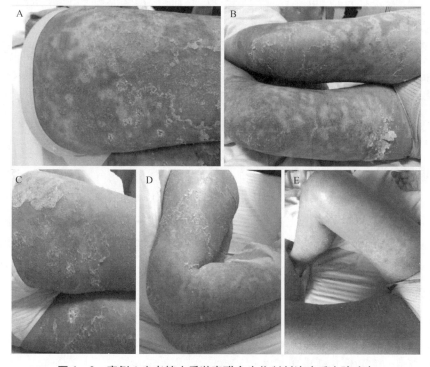

图 1-3　案例 1 患者糖皮质激素联合生物制剂治疗后皮肤改变

A~B:患者用药前大腿皮肤病损;C~E:用药后第 3 日(C~D)和第 9 日(E)患者皮肤病损显著好转

二维码 1-3
图 1-3 彩图

治疗后第 10 日开始甲泼尼龙琥珀酸钠用量逐步减少,后改为口服逐渐减量,直至停用。

每周给予司库奇尤单抗注射液 300 mg 皮下注射连续 4 周,随后每隔 2 周皮下注射 1 次。

患者在孕 37^{+2} 周时发生胎膜早破,经阴道分娩一健康女婴,体重 2 680 g,阿普加评分(Apgar Score)9 - 10 - 10 分,女婴皮肤完整未见异常。患者产后 42 d 复诊,母儿均健康,无新发皮损。新生儿接种疫苗推迟至产后 6 个月进行。

【MDT 诊疗思路】

该案例诊疗的难点在于明确诊断和确定治疗方案。妊娠合并 GPP 是一种较罕见的妊娠合并症,往往因误诊为妊娠期特应性皮疹而推迟治疗。该疾病另一个特点是妊娠期可能进展快,若疾病得不到及时控制而导致全身炎症反应,可能导致孕妇呼吸、心血管、神经系统等异常,胎盘功能降低,严重者威胁母胎生命。

GPP 的治疗需联合糖皮质激素和免疫抑制剂,而治疗方案的选择需结合患者疾病严重程度。该患者属于重度 GPP,请外院皮肤科专家共同评估后,果断采用起效较快的治疗方案,即糖皮质激素联合生物制剂治疗。患者经该方案治疗后病情得到快速缓解,母婴结局良好。

【相关知识点解读】

1. 概念及流行病学　GPP 是一种罕见的妊娠期合并症,其典型临床表现是四肢和躯干皮肤上广泛水肿性红斑、脓疱和脱屑。在严重病例中,母亲可能会发生心血管和呼吸系统衰竭、胎盘功能下降,这可能导致胎儿生长受限、死胎,甚至新生儿死亡[2-5]。因此,对于严重的妊娠期 GPP,快速缓解病情对于母婴安全至关重要。GPP 可发生于所有种族人群,非妊娠相关 GPP 没有明显的性别倾向,尽管有报道称女性和男性的发生比例为 1 ∶ 1.2[6]。GPP 最常发生于中年人,受累患者的平均年龄通常为 40～60 岁,也可发生于婴儿和儿童[6]。

2. GPP 发生机制及严重程度评分　GPP 的皮肤组织病变主要涉及

角质细胞、中性粒细胞和单核细胞的异常激活,炎症过程主要由 IL-36、IL-1、TNF-α、IL-17A 等炎症因子和信号通路驱动[7]。评估 GPP 的严重程度对制定治疗方案非常重要,不良妊娠结局往往发生于全身炎症反应严重的病例。目前的 GPP 严重程度评分主要参照日本 GPP 治疗指南[8](表 1-1),其中 0~6 分为轻度,7~10 分为中度,11~17 分为重度。

表 1-1　GPP 严重程度评分[8]

A. 皮肤症状评估(0-9)				
得　　分	3	2	1	0
红斑面积(占全身表面积比例)	≥75%	≥25%,<75%	<25%	无
红斑和脓疱面积(占全身表面积比例)	≥50%	≥10%,<50%	<10%	无
水肿面积	≥50%	≥10%,<50%	<10%	无
B. 系统症状和实验室检查评估(0-8)				
得　　分		2	1	0
发热(℃)		≥38.5℃	≥37℃,<38.5℃	<37℃
白细胞计数(/mL)		≥15 000	≥10 000,<15 000	<10 000
CRP(mg/dL)		≥7.0	≥0.3,<7.0	<0.3
血清白蛋白(g/dL)		<3.0	≥3.0,<3.8	≥3.8

注:(A+B)0~6 分为轻度,7~10 分为中度,11~17 分为重度。

3. 妊娠期 GPP 的治疗方案　目前,妊娠期 GPP 治疗药物的临床安全性缺乏充分的临床证据,特别是生物制剂。因此,医生和患者对 GPP 的治疗存在较多疑虑,这也是目前妊娠期 GPP 治疗的难点所在。日本 GPP 治疗指南[8]推荐用于治疗妊娠期 GPP 的药物和方法包括:环孢素、皮质类固醇、TNF-α 抑制剂、粒细胞和单核细胞吸附疗法(granulocyte and monocyte adsorption apheresis,GMA)。司库奇尤单抗在银屑病、银屑病性关节炎等方面的疗效和安全性已经得到证实,并且它们在多项随机对照试验中显示出比其他生物制剂更优越的效果,然而应用于孕妇的安全性需要长期安全性数据和来自日常临床实践的数据。但与欧洲国家的

TNF-α抑制剂相比,司库奇尤单抗对严重感染患者相对更安全,日本皮肤科协会生物制剂审查委员会对司库奇尤单抗给出了推荐使用意见。本案例是结合专科医生的临床实践经验和文献报道,使用糖皮质激素联合司库奇尤单抗治疗,临床疗效显著,未发现明显药物不良反应。

(倪晓田　刘　铭)

参考文献

[1] Saito-Sasaki N, Izu K, Sawada Y, et al. Impetigo herpetiformis complicated with intrauterine growth restriction treated successfully with granulocyte and monocyte apheresis [J]. Acta Derm Venereol, 2017, 97(3): 410-411.

[2] Saito-Sasaki N, Izu K, Sawada Y, et al. Impetigo herpetiformis complicated with intrauterine growth restriction treated successfully with granulocyte and monocyte apheresis [J]. Acta Derm Venereol, 2017, 97(3): 410-411.

[3] Chhabra G, Chanana C, Verma P, et al. Impetigo herpetiformis responsive to secukinumab[J]. Dermatol Ther, 2019, 32(5): e13040.

[4] Kondo RN, Araújo FM, Pereira AM, et al. Pustular psoriasis of pregnancy (impetigo herpetiformis): case report[J]. An Bras Dermatol, 2013, 88(6 Suppl 1): 186-189.

[5] Beveridge GW, Harkness RA, Livingstone JR. Impetigo herpetiformis in two successive pregnancies[J]. Br J Dermatol, 1966, 78(2): 106-112.

[6] Jin H, Cho HH, Kim WJ, et al. Clinical features and course of generalized pustular psoriasis in Korea[J]. J Dermatol, 2015, 42(7): 674-678.

[7] Johnston A, Xing X, Wolterink L, et al. IL-1 and IL-36 are dominant cytokines in generalized pustular psoriasis[J]. J Allergy Clin Immunol, 2017, 140(1): 109-120.

[8] Fujita H, Terui T, Hayama K, et al. Japanese guidelines for the management and treatment of generalized pustular psoriasis: the new pathogenesis and treatment of GPP [J]. J Dermatol, 2018, 45(11): 1235-1270.

案例 2 妊娠合并喉阻塞

【病史】

现病史：患者,34 岁,孕 38^{+2} 周,因"呼吸困难伴夜间不能入睡 3 d"收治入院。平素月经规则,末次月经：2022 年 11 月 19 日,预产期：2023 年 8 月 26 日。此次自然受孕,孕 12^{+3} 周于我院建卡,规律产检,NT 2.07 mm,NIPT 提示低风险,胎儿系统超声、OGTT 均未见异常。患者孕 10^{+3} 周时因新型冠状病毒感染诱发上呼吸道感染出现慢性咳嗽,一直使用布地奈德雾化治疗。孕 28^{+4} 周时因产检医生产检时闻及明显喘鸣音组织产科 MDT 诊疗,喉镜检查显示双侧声带破裂稍充血、左侧声带麻痹而右侧声带正常活动(图 2 - 1A),肺功能正常,诊断"妊娠合并左侧声带麻痹",给予阿奇霉素、西替利嗪口服对症治疗,并建议治疗 2 周后复查喉镜。患者经以上治疗症状缓解,孕 31^{+2} 周时复查喉镜,显示双侧声带麻痹(图 2 - 1B),虽喘鸣声明显,但无明显呼吸不畅,无胸闷气短等不适,未予特殊处理。患者现孕 38^{+2} 周,近 1 周出现咳嗽加重,3 d 前开始出现呼吸不畅、夜间入睡后憋醒,急诊拟"妊娠合并上呼吸道梗阻"收治入院。现为尽快明确诊断、解除呼吸道梗阻组织第二次产科 MDT 诊疗。

既往史：否认慢性疾病史;2012 年 3 月因"胆囊腺瘤"行腹腔镜下胆囊切除术,病理检查提示良性。2018 年 7 月因"右侧甲状腺乳头状癌"行甲状腺全切除术+淋巴结清扫术,术后出现声音嘶哑但逐渐好转,术后口服左甲状腺素钠(150 μg,qd)治疗,随访甲状腺功能正常。

生育史：已婚未育,0-0-0-0。

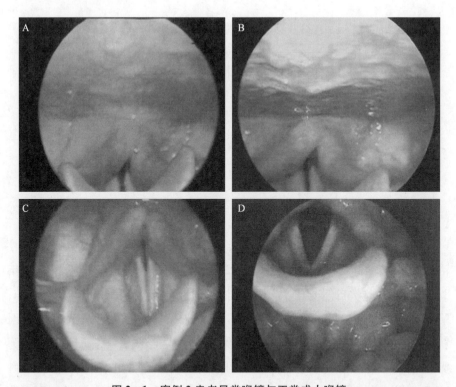

图 2-1　案例 2 患者异常喉镜与正常成人喉镜

(A)患者孕 28^{+4} 周;(B)患者孕 31^{+2} 周;(C)患者孕 38^{+2} 周;(D)正常成人声带吸气相喉镜影像

【体格检查】

1. 生命体征　体温 36.5℃,脉搏 124 次/min,呼吸 25 次/min,血压 119/73 mmHg,氧饱和度(100%纯氧面罩吸入状态下)98%。

2. 查体　一般情况较差,神志清,精神萎,无口唇发绀,睡眠呈间断入睡和憋醒状态,喘鸣声重,呈吸气性三凹征。心率 124 次/min,律齐,心肺听诊无异常。腹膨隆,上腹部及颈部见陈旧性手术瘢痕,腹软,肝脾肋下未及。生理反射存在,病理反射未引出。

3. 专科检查　宫高 33 cm,腹围 92 cm,听诊胎心 126 次/min,胎儿估重:3 300 g±400 g,未及宫缩,未行阴道检查。

【实验室检验和辅助检查】

1. 感染指标　白细胞 5.77×10^9/L,中性粒细胞百分比 76.9%,血红蛋白 122 g/L,血小板计数 137×10⁹/L,CRP 1.74 mg/L。乙肝两对半、丙肝、HIV、梅毒均阴性。

2. **凝血指标**　血浆凝血酶原时间 7.7 秒,凝血酶时间 17.7 秒,国际标准化比值 0.89,纤维蛋白(原)降解产物 10.40 μg/mL,D-二聚体 2.19 mg/L↑。

3. **生化指标**　谷丙转氨酶 26 U/L,谷草转氨酶 53 U/L,总蛋白 65 g/L,白蛋白 36 g/L,血清肌酐 57 μmol/L,总胆红素 13.5 μmol/L。钾 3.4 mmol/L,钠 136 mmol/L,氯 100 mmol/L。

4. **心肌酶谱**　肌酸激酶同工酶 26.5 ng/mL,肌红蛋白 329.0 ng/mL↑,Pro-BNP 167 ng/L↑。

5. **咽喉部 CT**　未见异常占位。

6. **喉镜检查**　双侧声带麻痹,声门极狭窄(图 2-1C)。

7. **X 线胸片**　两肺纹理增多。

8. **心电图**　窦性心动过速,P 波高尖,极度顺钟向转位,T 波改变(V₄~V₆ 低平)。

9. **超声心动图**　LVEF 60%,左心室收缩功能正常。

【MDT 讨论】

1. **耳鼻喉头颈外科建议**　患者目前平静状态下表现为明显的吸气性呼吸困难,结合患者有"甲状腺全切除术+淋巴结清扫术"史,术后曾出现声音嘶哑等右侧喉返神经(recurrent laryngeal nerve,RLN)损伤表现,在孕期上呼吸道感染情况下诱发声带麻痹加重,从而导致喉阻塞的可能性大。建议给予患者咽喉部 CT 检查排除肿瘤、异物堵塞呼吸道的可能。患者平静状态下出现明显的吸气性呼吸困难,伴心率增快等循环系统改变,因此诊断喉阻塞Ⅲ度。喉阻塞Ⅲ度属于急症,建议尽快行气管造口术以防窒息。分娩方式和分娩时机根据孕周和患者母体情况由产科医生决定。考虑患者喉阻塞由"双侧声带麻痹"导致,建议分娩后保留气管造口,至产后 42 d 评估,若仍存在双侧声带麻痹,可考虑激光切除部分后部声带等手术治疗。

2. **麻醉科建议**　患者喉阻塞Ⅲ度诊断明确,目前虽然生命体征平稳,但患者声门处过于狭窄,且已经出现平静状态下吸气性呼吸困难、心率增快、心电图异常、心肌酶谱异常等循环系统受累表现,随时可能出现窒息,从而危及母胎生命安全。建议尽快行气管造口术保持呼吸道通畅。

3. *产科建议* 结合患者病情,患者须尽快在气管插管下行气管造口术。尽管喉阻塞不是终止妊娠的指征,终止妊娠的时机应根据孕周和母胎安全进行选择。患者现孕 38^{+2} 周,胎儿已成熟,无论是否行气管造口术,双侧声带麻痹均不利于孕妇在第二产程使用腹压经阴道试产,因此终止妊娠的方式以剖宫产为宜。

【MDT 结论】

（1）目前"妊娠合并喉阻塞（Ⅲ度）"诊断明确。

（2）现孕 38^{+2} 周,考虑孕妇需全身麻醉下行气管造口术,可考虑全身麻醉下先行子宫下段剖宫产术,再行气管造口术,但须孕妇及家属充分知情同意。

（3）术后注意气管造口部位的护理,避免感染。

【最后诊断】

（1）G_1P_0,孕 38^{+2} 周,头位。

（2）妊娠合并喉阻塞（Ⅲ度）。

（3）甲状腺癌史（甲状腺全切除术+淋巴结清扫术后）。

【治疗经过】

与患者及家属充分沟通病情后决定在全身麻醉下行子宫下段剖宫产术+气管造口术。患者术后转 ICU 加强监护,术后当晚心率仍在 100~120 次/min,至次日晨患者心率恢复至 80 次/min。患者术后恢复好,术后 5 d 出院。患者出院后耳鼻喉头颈外科随访,保持气管造口至产后 42 d 评估后决定进一步治疗方案。

【MDT 诊疗思路】

妊娠合并喉阻塞极为少见,但喉阻塞一旦加重,将严重威胁母胎安全,应尽量对这类患者在孕前期或孕早期积极开展 MDT 诊疗,使患者意识到孕期可能出现的危险,并做好紧急应对预案。

该患者在第一次 MDT 诊疗时疾病较轻,但通过 MDT 诊疗使患者意识到喉阻塞的危害,并预设了紧急求助通道。孕 38^{+2} 周时患者病情急剧恶化,患者及家属及时联系产科医生入院治疗。

患者在第二次 MDT 诊疗后最终同意当日在全身麻醉下行子宫下段剖宫产术+气管造口术。通过 2 次 MDT 诊疗使高危孕妇的诊疗关口前移,确保了母胎安全。

【相关知识点解读】

1. 概念及流行病学　　妊娠合并喉阻塞是一种严重威胁母胎生命安全的孕期合并症,国内未见相关报道。RLN 损伤是甲状腺癌手术治疗较常见的手术并发症,是导致喉阻塞的原因之一。研究显示一过性 RLN 损伤的发生率为 0%~7.1%,而永久性 RLN 损伤的发生率为 0%~11%[1]。RLN 损伤分为单侧 RLN 损伤和双侧 RLN 损伤。单侧 RLN 损伤可导致同侧声带麻痹,但通过对侧有功能的声带代偿,一般不影响通气、吞咽和发音功能。双侧 RLN 损伤是一种罕见疾病,最常见于因"甲状腺癌"进行多次手术患者,发生率仅为 0.4%。双侧 RLN 损伤通常可在术后立即发现,患者在术后拔管时可出现呼吸困难和喘鸣[2]。

甲状腺癌是头颈部最常见的恶性肿瘤之一。根据 2020 年世界癌症统计数据,甲状腺癌在所有人群的发生率为 3.0%,位于所有肿瘤的第 11 位,而在女性群体的发生率高于男性,为 4.9%。中国的甲状腺癌发生率和死亡率都居于亚洲首位,新发例数和死亡例数分别占亚洲总数的 48.6% 和 55.5%[3]。

2. 喉阻塞的分度　　一般采用徐荫祥于 1956 年提出的喉阻塞分度标准,将喉阻塞分为 4 度。Ⅰ度:安静时无呼吸困难表现,活动或哭闹时出现轻度吸气性喘鸣音、三凹征和鼻翼扇动。Ⅱ度:安静时也有轻度吸气性呼吸困难,出现轻度吸气性喘鸣音、三凹征和鼻翼扇动,活动或哭闹时加重。Ⅲ度:因二氧化碳蓄积和缺氧,除有Ⅱ度症状外,还出现烦躁不安、不愿进食和嗜睡。Ⅳ度:有更严重的Ⅲ度症状,并有颜面苍白或发绀、出冷汗、呼吸加快、脉细弱、心律失常,甚至呼吸、心跳停止[4]。喉阻塞在耳鼻喉头颈外科是非常严重的急症,一般Ⅰ度、Ⅱ度喉阻塞可以积极查找病因,进行对症治疗。Ⅲ度喉阻塞在查找病因的情况下需及时行气管切开。Ⅳ度喉阻塞需行紧急气管切开,甚至行环甲膜穿刺或切开,以保障患者呼吸通畅。

　　3. 急性喉阻塞抢救流程[5]　见图 2-2。

（倪晓田　刘　铭）

·＋·＋·＋·＋·＋·＋·＋·＋·＋·＋·＋·　参考文献　·＋·＋·＋·＋·＋·＋·＋·＋·＋·＋·＋·

[1] Rosato L, Avenia N, Bernante P, et al. Complications of thyroid surgery: analysis of a multicentric study on 14,934 patients operated on in Italy over 5 years[J]. World J Surg, 2004, 28(3): 271-276.

[2] Dralle H, Sekulla C, Lorenz K, et al. Intraoperative monitoring of the recurrent laryngeal nerve in thyroid surgery[J]. World J Surg, 2008, 32(7): 1358-1366.

[3] Sung H, Ferlay J, Siegel RL, et al. Global Cancer Statistics 2020: GLOBOCAN estimates of incidence and mortality worldwide for 36 cancers in 185 countries[J]. CA Cancer J Clin, 2021, 71(3): 209-249.

[4] 汪吉宝,孔维佳,黄选兆.实用耳鼻喉头颈外科学[M].第 2 版.北京:人民卫生出版社,2008: 447.

[5] 袭雷鸣.实用急救手册[M]. 北京: 华夏出版社,2014: 459.

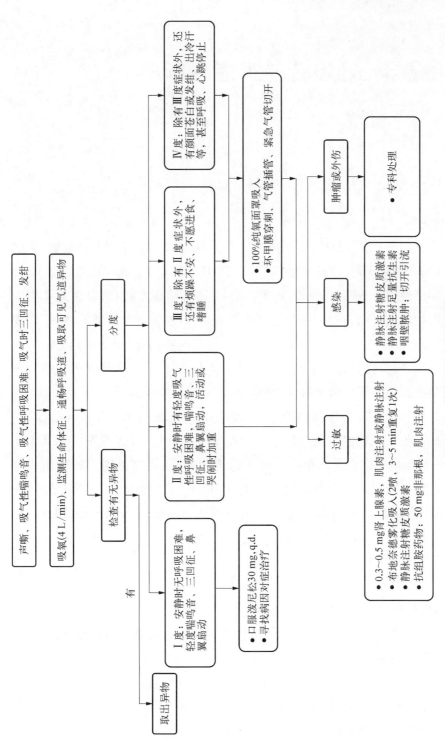

图2-2 急性喉阻塞抢救流程

案例 3　妊娠合并炎症性肠病

【病史】

现病史: 患者,31岁,孕18^{+1}周,大便异常2周。平素月经规则,末次月经2023年3月14日,预产期2023年12月21日。此次自然妊娠,孕期规律产检,NT、NIPT等未见异常。近17周时常规产检,患者诉近2周大便次数较前增加,一日1~2次,伴少许黏液。追问病史,患者既往有"溃疡性结肠炎"病史,孕前一直消化科随访,规律药物治疗,孕期因担心用药安全停用一切药物治疗,近期自觉大便次数及性状异常,现患者为求综合评估孕期用药方案申请产科MDT诊疗。

既往史: 患者10岁时因诊断"腹壁疝"行疝修补术。2017年诊断"溃疡性结肠炎",曾经直肠或口服美沙拉嗪治疗,疾病缓解不理想。2021年5月开始使用维得利珠单抗静滴治疗至孕前,孕期已停用。2022年2月肠镜复查未见异常。2022年7月因"HPV(+)、宫颈高度鳞状上皮内病变"行宫颈环形电切术(loop electrosurgical excision procedure, LEEP),切除宫颈组织0.8 cm,术后复查无殊。

生育史: 已婚未育,0-0-0-0。

【体格检查】

1. 生命体征　体温36.5℃,脉搏82次/min,呼吸17次/min,血压120/72 mmHg。

2. 查体　一般情况好,营养中等。双肺呼吸音清,心率80次/min,律齐,各瓣膜区未闻及明显杂音。腹稍隆,软,肝脾肋下未及。脊柱四肢无明显异常。双下肢无浮肿。

3. 专科检查　宫高 20 cm,腹围 82 cm,听诊胎心 158 次/min,未及宫缩,未行阴道检查。

【实验室检验和辅助检查】

1. 感染指标　白细胞 $6.5×10^9/L$,红细胞 $4.0×10^{12}/L$,中性粒细胞百分比 78.1%,CRP 5.6 mg/L。

2. 炎症指标　红细胞沉降率 9 mm/h,SAA<8.00 mg/L。

3. 阴道微生态　白细胞 2+,乳酸菌 4+,清洁度 Ⅰ 度。

4. 粪便常规　红细胞 0,白细胞 0,隐血试验(-),粪便转铁蛋白(-),粪便钙卫蛋白<10 μg/g。

5. B 超(孕 18 周)　胎盘下缘距内口 9 mm,宫颈长 31.9 mm,颈管 T 形。

【MDT 讨论】

1. 消化内科建议　溃疡性结肠炎的治疗属于慢性疾病管理的范畴,即使疾病处于缓解期,也应药物维持治疗。溃疡性结肠炎在孕期有一定的复发风险,患者已停药 3 月余,从患者的临床表现看,大便次数有增加趋势,需警惕孕期复发。孕期可以通过较低的有效药物剂量控制溃疡性结肠炎,建议口服美沙拉嗪 1.0 g,t.i.d.;必要时联合美沙拉嗪肛门栓剂或维得利珠单抗间隔 8 周使用至孕 28 周。孕期可以通过监测以下指标评估病情:血常规+CRP、粪便常规+隐血试验、粪便转铁蛋白、粪便钙卫蛋白、红细胞沉降率等。

2. 药学部建议　美沙拉嗪美国食品药品监督管理局(Food and Drug Administration, FDA)妊娠期安全用药分类为 B 类,维得利珠单抗在孕 28 周前的临床应用对胎儿影响较小,因此两种药物在利大于弊的情况下建议使用。关于在妊娠期使用维得利珠单抗的有限研究数据显示,该药一般不会增加自然流产、死产或子代先天性异常的风险[1],孕 28 周后停用该药一般不影响新生儿免疫力。

3. 营养科建议　炎症性肠病(inflammatory bowel disease, IBD)是一种胃肠道炎性疾病,表现为腹痛、恶心和腹泻等症状。这些症状可引起食欲下降、经口摄食减少，最终会影响营养状况。该患者的 BMI 20.2 kg/m²，营养状况中等。根据国际 IBD 研究组织的共识指南，建议 IBD 患者摄入包含碳水化合物、脂肪和蛋白质的膳食，并限制摄入加工食品（如含亚硫酸盐的食品）和人工甜味剂，同时避免摄入反式脂肪酸[2]。患者目前的病情处于缓解期，饮食不需要做过多的限制。IBD 患者有缺铁和维生素 B_{12} 的风险，建议孕期监测铁、维生素 B_{12}、叶酸等，若缺乏需积极补充。

4. 疝腹壁外科建议　孕妇既往有"腹壁疝修补术"史，孕期腹压增大，分娩时需运用腹压，产后腹壁松弛，因此需关注腹壁疝复发风险，但总体发生风险低，孕期可通过腹部超声进行监测。若腹壁疝未复发，不因"腹壁疝修补术史"行剖宫产，而应以产科因素决定分娩方式。

5. 产科建议　孕妇除患有"溃疡性结肠炎"外，还有"宫颈 LEEP 术"史，孕期应严密监测宫颈长度及阴道分泌物，根据监测情况决定预防早产方案。孕妇有"腹壁疝修补术"史，孕期随着子宫增大，腹压增加，分娩期应用腹压协助胎儿娩出时腹压会进一步增加。胎儿大小和骨盆条件是决定阴道试产是否成功的两大关键因素，建议孕期通过控制饮食和运动控制体重，保持胎儿大小适当，为阴道试产创造条件。同时，若患者无产科指征要求剖宫产，适当放宽剖宫产指征。

【MDT 结论】

（1）患者"妊娠合并溃疡性结肠炎"诊断明确。

（2）建议孕期维持溃疡性结肠炎缓解期的治疗，口服美沙拉嗪 1.0 g，t.i.d.。必要时联合美沙拉嗪肛门栓剂或维得利珠单抗间隔 8 周使用至孕 28 周，以上用药方案在孕期较安全。

（3）孕中期严密监测宫颈长度及阴道分泌物，调整饮食预防便秘。

（4）孕期可借助腹部超声排查腹壁疝是否复发。既往"腹壁疝修补术史"不影响分娩方式，分娩方式根据孕晚期产科因素决定，适当放宽剖宫产指征。

【最后诊断】

（1）G_1P_0，孕 18⁺¹ 周，单胎。

（2）妊娠合并溃疡性结肠炎。

（3）腹壁疝修补术史。

（4）宫颈 LEEP 术史。

【治疗经过】

患者孕期规律产检,自 MDT 评估后开始口服美沙拉嗪,大便维持一日一次,孕期未发生血糖、血压异常等妊娠期并发症。

孕期体重增重 10 kg,孕 37^{+1} 周时因"胎膜早破"滴注缩宫素引产,经阴道分娩一女婴,体重 2 860 g,Apgar 评分 9 - 10 分。

患者产后继续口服美沙拉嗪 1.0 g,t.i.d.。复查粪便钙卫蛋白、血常规+CRP 无殊,产后 3 d 出院。

【MDT 诊疗思路】

慢性疾病患者怀孕后因担心服用药物导致胎儿畸形,第一反应往往是停用所有治疗药物,这不利于孕期慢性疾病的控制。这部分患者的产检难点在于专科用药方案需要兼顾母体需求和妊娠期用药对胎儿是否安全。通过产科 MDT,产科医生和患者均清楚孕期用药方案及利弊,这种诊疗方式可以将孕期潜在的风险降到最低。

【相关知识点解读】

1. 概念和流行病学　IBD 由两大类疾病组成:溃疡性结肠炎和克罗恩病。两者的病理学和临床特征既有区别又有重叠,其发病机制仍不明确。溃疡性结肠炎累及结肠、直肠,通常以连续性蔓延的方式向近端累及结肠的其他部分,特点为局限于结肠黏膜层的炎症复发与缓解交替出现。克罗恩病的特征是透壁性炎症和跳跃性病灶,其透壁性炎症可能导致纤维化和狭窄,并可导致不常见于克罗恩病的梗阻性临床表现。

IBD 的发病高峰年龄为 15~30 岁,5%~10% 的 IBD 患者在儿童期或青春期发病。IBD 的发生率不高,加拿大是 IBD 高发国家,其 10~20 岁人群的 IBD 发病率为(10~20)/100 000,而 10 岁以下人群约为 2/100 000[3]。贺冰洁等报道宁波市鄞州区 2011~2020 年期间 IBD 的总发病密度为

15.06/10 万人年,其中溃疡性结肠炎占 90.88%,发病密度为 13.69/10 万人年;克罗恩病占 5.75%,发病密度为 0.87/10 万人年[4]。

2. IBD 患者的妊娠时机　女性 IBD 患者应在疾病缓解期尝试妊娠。受孕时疾病处于活动期的女性更可能在妊娠期疾病持续处于活动期。相关数据表明,与克罗恩病患者相比,溃疡性结肠炎患者更可能在妊娠期处于疾病活动期。这可能体现在胎盘细胞因子的产生及其对溃疡性结肠炎的影响上。疾病处于活动期的女性早产率显著升高。应与患者讨论不治疗的情况下疾病活动期的风险,以及妊娠期为维持疾病缓解而使用药物的潜在风险。

3. 妊娠对 IBD 的影响　与年龄匹配的一般人群相比,IBD 患者发生产科和内科不良结局的风险更高[2]。对于受孕时 IBD 处于缓解期的患者,其病程与非妊娠患者大致相同。克罗恩病患者在妊娠期和产后的病程与非妊娠 IBD 患者相似。但与克罗恩病患者相比,溃疡性结肠炎患者疾病发作的风险更高。

受孕时 IBD 处于缓解期的患者中约 1/3 会在妊娠期间复发,复发率与一般 IBD 患者相近。受孕时维持缓解状态的患者,孕期一直维持缓解的可能性大。相反,受孕时疾病处于活动期的患者中大约有 70% 在妊娠期间很可能出现症状持续或恶化。

4. 孕期监测指标　粪便钙卫蛋白是肠道炎症的一种粪便标志物,可在妊娠患者中检测以评估疾病活动度[1]。在一项包含 85 例 IBD 妊娠患者的队列研究中,孕中期粪便钙卫蛋白 ≥250 $\mu g/g$ 与较高的低出生体重儿发生率相关(35% $v.s.$ 4%)[5]。

在妊娠期间,为诊断疑似 IBD 患者、评估疾病严重程度或诊断及处理已确诊患者的并发症,必要时可行内镜或影像学检查,但应考虑这类诊断性评估对妊娠或哺乳期患者的利弊以及最佳实施时机。目前尚缺乏孕期进行内镜操作的安全性和有效性证据,因此只应在有强烈指征(如显著出血)或内镜结果对治疗决策很重要时才可在孕期行内镜检查。可屈曲式乙状结肠镜无须镇静或结肠准备,在孕期任何阶段进行风险均较低[6]。

妊娠期间应尽可能避免有电离辐射的影像学检查,如 CT 肠造影、腹部 X 线检查和全小肠造影。如果这些检查是孕妇治疗所必需的,则首选磁共振肠动描记法来诊断。静脉注射钆剂可穿过胎盘,因此应权衡患者所面临的理论风险与钆造影的额外益处。

(付　菲　施君瑶)

参考文献

[1] Shmidt E, Dubinsky MC. Inflammatory bowel disease and pregnancy[J]. Am J Gastroenterol, 2022, 117(10S): 60 - 68.

[2] Cornish J, Tan E, Teare J, et al. A meta-analysis on the influence of inflammatory bowel disease on pregnancy[J]. Gut, 2007, 56: 830.

[3] Kaplan GG, Bernstein CN, Coward S, et al. The impact of inflammatory bowel disease in Canada 2018: epidemiology[J]. J Can Assoc Gastroenterol, 2019, 2: S6.

[4] 贺冰洁,刘志科,沈鹏,等. 2011—2020 年宁波市鄞州区炎症性肠病发病的流行病学研究[J]. 北京大学学报(医学版),2022,54(3): 511 - 519.

[5] Tandon P, Lee EY, Maxwell C, et al. Fecal calprotectin may predict adverse pregnancy-related outcomes in patients with inflammatory bowel disease[J]. Dig Dis Sci, 2021, 66: 1639.

[6] Cappell MS, Colon VJ, Sidhom OA. A study at 10 medical centers of the safety and efficacy of 48 flexible sigmoidoscopies and 8 colonoscopies during pregnancy with follow-up of fetal outcome and with comparison to control groups[J]. Dig Dis Sci, 1996, 41: 2353.

案例 4　前置胎盘合并胎盘植入

【病史】

现病史：患者，29 岁，G_1P_0，孕 36^{+1} 周，发现胎盘位置异常 2 个月。平素月经规则，末次月经：2022 年 7 月 28 日，预产期：2023 年 5 月 5 日。此次自然受孕，早孕反应轻，孕 8 周我院建卡，规律产检，NT、NIPT、胎儿系统超声、OGTT 均未见异常。孕 21 周超声提示：胎盘位于前壁，覆盖宫颈内口。后每 2~3 周随访超声，均提示胎盘覆盖宫颈内口。孕期胎儿超声监测提示胎儿大小与孕周相符。患者孕期积极补铁，监测血常规提示血红蛋白 126~135 g/L。孕期否认腹痛、异常阴道流血流液等不适。现因胎盘植入相关风险于孕 36^{+1} 周收入院待产，为充分评估产后大出血风险、制定应急方案申请 MDT 诊疗。

既往史：否认心、肝、脾、肺、肾等慢性疾病史；否认传染病史；否认药物、食物过敏史；否认手术外伤史。

生育史：已婚未育，0-0-0-0。

【体格检查】

1. 生命体征　体温 36.5℃，脉搏 88 次/min，呼吸 16 次/min，血压 128/88 mmHg。

2. 查体　神志清，一般状态良好。心律齐，心肺听诊未闻及异常。腹软，未及压痛，肝脏肋下未及。脊柱四肢无明显异常。

3. 专科检查　腹膨隆，宫高 31 cm，腹围 95 cm，估计胎儿体重 2 800 g，胎位左枕前位，听诊胎心 146 次/min，胎动存，宫缩未扪及，未行阴道检查。

【实验室检验和辅助检查】

1. 入院前（孕 34^{+6} 周）

（1）感染指标：白细胞 7.02×10^9/L，中性粒细胞百分比 70.6%，血红蛋白 125 g/L，红细胞压积 35%，CRP<8 mg/L。

（2）胎盘植入超声评分量表：8 分，胎盘下缘完全覆盖宫颈内口（2分，图 4-1），胎盘厚度 54 mm（2 分），胎盘后低回声带局部中断（1 分），膀胱线连续（0 分），胎盘漩涡有（1 分），胎盘近宫颈内口处基底部血流信号增多、成团（1 分），宫颈血窦有（1 分），宫颈形态完整（0 分），无剖宫产术史（0 分）。

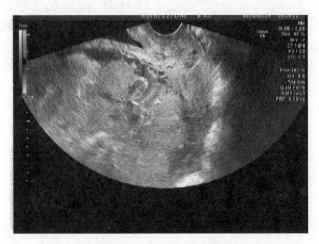

图 4-1　经阴道超声发现案例 4 患者胎盘覆盖宫颈内口，血流丰富

（3）盆腔 MRI 平扫：胎盘主体位于子宫前壁及宫颈，子宫肌层与胎盘交界面局部分界欠清，局部子宫肌层信号中断，胎盘局部见少许异生血管团。考虑前置胎盘，胎盘植入可能（图 4-2）。

2. 入院时（妊娠 36^{+1} 周）

（1）感染指标：白细胞 6.60×10^9/L，中性粒细胞百分比 75.1%，血红蛋白 117 g/L，红细胞压积 33.1%，CRP<1.60 mg/L。

（2）凝血指标：凝血酶原时间 7.5 秒，国际标准化比值 0.87，纤维蛋白原 3.74 g/L，活化部分凝血活酶时间 25.8 秒，凝血酶时间 15.5 秒，纤维蛋白（原）降解产物 3.48 μg/mL，D-二聚体 0.952 mg/L。

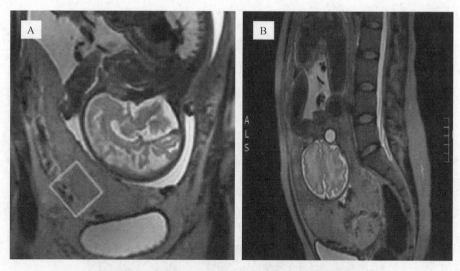

图 4 - 2　案例 4 患者孕 34⁺⁶ 周盆腔 MRI 平扫

A. 冠状位,红框处显示胎盘与子宫肌层界限不清,见粗大血管腔;B. 矢状位

（3）生化指标：白蛋白 35 g/L,丙氨酸氨基转移酶 13 U/L,天门冬氨酸氨基转移酶 20 U/L,肌酐 42 μmol/L,钾 3.5 mmol/L,钠 136 mmol/L,氯 102 mmol/L。

患者围术期血常规及 CRP 监测情况见表 4 - 1。

表 4 - 1　围术期血常规+CRP 监测

指　标	剖宫产术前（妊娠 36⁺⁵ 周）	术后第 1 日	术后第 2 日	出院时
白细胞($\times 10^9$/L)	10.6	18.65	12.42	9.86
中性粒细胞百分比(%)	80.5	88.9	82	75.6
血红蛋白(g/L)	106	127	117	120
CRP(g/L)	<1.60	55	78	15.83

【MDT 讨论】

1. 产科建议　孕妇目前孕 36⁺¹ 周,结合盆腔 MRI 平扫和经阴道超声检查,考虑前置胎盘合并胎盘植入可能,剖宫产手术指征明确。如无阴道流血流液、腹痛等症状可于孕 36~37 周择期行子宫下段剖宫产术。产时、产后出血可能性大,术前需充分备血(悬浮红细胞6 U,新鲜冰冻血浆600 mL),并与血库确认;术中需三级医疗机构副主任及以上医师上台,备子宫动脉上行支结扎和子宫压迫缝合,提前联系介入科,必要时台上协助。术后监测生命体征,密切关注宫缩和阴道流血情况,警惕产后出血。应提前预警新生儿科,做好早产儿抢救准备。

2. 麻醉科建议　患者为初产妇,无手术麻醉史、长期用药史,无基础疾病,一般情况尚可,无绝对麻醉禁忌。麻醉方式建议全身麻醉。同意产科治疗方案,考虑术中存在大出血可能,建议术前除常规辅助检查外,进一步完善心肺功能检查。

3. 放射科建议　MRI提示,胎盘位于子宫右侧壁、前后壁,完全覆盖宫颈内口,部分胎盘与子宫下段前壁分界不清,但未穿透浆肌层或穿透至膀胱内。超声和MRI均提示子宫下段、宫颈血流丰富,综合目前情况考虑胎盘植入可能性极大。

4. 介入科建议　该患者产后出血风险较大,若术中、术后需要可行双侧子宫动脉或髂内动脉栓塞止血,术前是否预置腹主动脉球囊需权衡利弊。

【MDT 结论】

(1)目前"前置胎盘"诊断明确,合并胎盘植入可能性大。

(2)若无阴道流血流液、腹痛等症状,可于孕36~37周择期行剖宫产术终止妊娠。

(3)产时、产后出血风险大,剖宫产术术前充分备血、启动MDT协作,三级医疗机构副主任及以上医师上台,备介入止血。术中注意输血、输液及麻醉管理。

(4)术后警惕晚期产后出血、感染及血栓等风险。

【最后诊断】

(1) G_1P_0,孕 36^{+1} 周,单胎。

(2)前置胎盘合并胎盘植入可能。

【治疗经过】

患者于孕 36^{+1} 周入院待产,加强母胎监护,完善相关检查,充分术前准备。

患者于孕 36^{+5} 周在全身麻醉下行子宫下段剖宫产术,术中娩出一女活婴,体重 2 580 g,Apgar 评分 9 - 10 - 10 分。术中见胎盘自子宫后壁绕宫颈口达前壁下段 3 cm,胎盘与子宫下段至宫颈内口处致密黏连,立即予止血带捆绑子宫下段。予手剥胎盘,边剥离边缝扎止血。胎盘剥离基本完整,行双侧子宫动脉上行支结扎+宫体部改良式背带缝合术,后检查子宫下段仍出血活跃,遂积极联系介入科行双侧子宫动脉+双侧髂内动脉栓塞术。术中累计出血 1 800 mL,输注红细胞悬液 8 U,新鲜冰冻血浆 800 mL。

术后安返病房,阴道流血少,予监测生命体征、补液、促宫缩、预防感染及血栓等治疗。

【MDT 诊疗思路】

前置胎盘、胎盘植入常可导致产科严重不良母胎结局,两者合并更增加临床处理难度。

孕期应注意动态随访胎儿生长发育及胎盘位置,尤其应关注胎盘植入的范围及深度,制订计划性手术分娩预案。

术前组建 MDT 进行围术期评估管理,做好手术预警,充分术前出血预估、备血,做好产时、产后出血应对对策及新生儿抢救准备。

【相关知识点解读】

1. 概念及流行病学

(1) 前置胎盘是指妊娠 28 周以后,胎盘位置低于胎先露部位,附着在子宫下段、下缘达到或覆盖宫颈内口。为妊娠晚期阴道流血最常见的原因,也是妊娠期严重并发症之一。系统评价显示,前置胎盘总体发病率为 4/1 000~5/1 000,但全球不同地区存在差异[1]。在 2013 年发布的《前置胎盘的临床诊断与处理指南》的分类中,将前置胎盘分为完全性前置胎盘、部分性前置胎盘、边缘性前置胎盘和低置胎盘 4 种类型[2]。为了使分类简单易行,同时不影响临床处理,《前置胎盘的诊断与处理指南(2020)》[3]推荐将前置胎盘分为两种类型：一种是前置胎盘，即胎盘完全或部分覆盖宫颈内口，包括既往的完全性前置胎盘和部分性前置胎盘；另一种是低置胎盘，胎盘附着于子宫下段，胎盘边缘距宫颈内口的距离小于 20 mm，包括既往的边缘性前置胎盘和低置胎盘。前置胎盘的分类可随妊娠及产程的进展而变化。诊断的时期不同，分类也不同，建议以临床处理前的最后一次检查来确定其分类。

（2）胎盘植入系谱（placenta accreta spectrum，PAS）疾病是指胎盘组织不同程度地入侵子宫肌层的一组疾病，为妊娠期子宫破裂、严重产后出血、产科紧急子宫切除乃至孕产妇死亡的重要原因[4]。流行病学显示，PAS 发病率为 0.17%（0.01%～1.1%），在全球范围内呈上升趋势，前次剖宫产术史伴前置胎盘是 PAS 疾病的独立且重要的高危因素[5]。随着高龄孕产妇、剖宫产率升高，前置胎盘合并胎盘植入的发生率逐年增加，常导致严重产后出血、子宫切除，甚至孕产妇死亡。

2. 前置胎盘合并胎盘植入的发病机制及高危因素

（1）前置胎盘合并胎盘植入的发生主要与子宫内膜缺陷、子宫瘢痕形成过程中周围血管形成异常、胎盘面积过大、胎盘种植异常，以及滋养细胞过度侵入子宫肌层相关。

（2）在导致子宫内膜损伤的因素中，人工流产、剖宫产术、子宫内膜切除术是最常见的原因，既往剖宫产术史已经成为前置胎盘合并胎盘植入的主要危险因素[6]。国外研究报道，1、2、3、4、5 次及以上剖宫产术分别增加前置胎盘合并胎盘植入风险为 3%、11.1%、40%、61% 和 67%[7]。有研究分析广州重症孕产妇救治中心 651 例胎盘植入资料，其中合并前置胎盘 375 例（58%），258 例（40%）发生严重的不良妊娠结局（孕产妇入住 ICU、产后出血、大量输血、子宫切除、休克、器官功能衰竭），既往剖宫产再次妊娠已经成为前置胎盘合并胎盘植入最主要的因素[8]。此外，文献报道，伴有子宫异常如双角子宫、子宫腺肌病、黏膜下子宫肌瘤、有宫腔内炎症（如子宫内膜炎）、宫内节育器、手取胎盘以及有 IVF-ET 史也是发生前置胎盘合并胎盘植入的高危因素，其可能与子宫内膜微环境的缺陷或正常生理功能受到干扰可能导致胎盘绒毛黏连或异常侵入有关[9]。

3. 前置胎盘合并胎盘植入的诊断与评估

妊娠中晚期发生无痛性阴道流血是前置胎盘分娩前常见临床症状。

前置胎盘为临床诊断性疾病,确诊则需要根据术中或分娩时所见或分娩后的病理学诊断,产前主要依靠高危因素及彩色多普勒超声和(或)MRI进行诊断。单纯依据高危因素预测前置胎盘合并胎盘植入,虽敏感度高,但其特异度小于30%,预测价值不高。

经阴道超声检查是诊断前置胎盘合并胎盘植入最主要及最佳的检查方法,能更为准确地确定胎盘边缘和宫颈内口的关系。胎盘的位置、厚度、与宫颈内口的关系,宫颈管的长度是超声检查的四个要素。既往有剖宫产术史的前置胎盘患者,应特别注意是否合并胎盘植入。对于合并有胎盘植入的孕妇,胎盘植入超声评分量表(表4-2)可对PAS严重程度及手术风险进行预估。有国内学者使用"胎盘植入超声评分量表"预测PAS严重程度:通过对包括胎盘位置、胎盘厚度、胎盘后低回声带是否消失、膀胱线是否连续、胎盘漩涡性状、胎盘基底部血流信号情况、宫颈血窦有无、宫颈形态是否完整以及是否合并剖宫产术史在内的9个项目,每项视实际情况赋予0、1、2分,计算总分值。评分>5分为黏连型和植入型胎盘植入的分界;评分≥10分,穿透型胎盘植入可能性较大[10]。

表4-2　胎盘植入超声评分量表

项　目	0 分	1 分	2 分
胎盘位置	正常	边缘或低置	完全覆盖
胎盘厚度	<30 mm	30~50 mm	>50 mm
胎盘后低回声带	连续	局部中断	消失
膀胱线	连续	中断	消失
胎盘漩涡	无	有	融合成片伴沸水征
胎盘基底部血流信号	血流规则	血流增多、成团	出现跨界血管
宫颈血窦	无	有	融合成片伴沸水征
宫颈形态	完整	不完整	消失
剖宫产术史	无	1 次	>1 次

注:评分<5分:无PAS或黏连型,为轻型胎盘植入;评分5~9分:植入型,为重型胎盘植入。评分≥10分:穿透型,为危重型胎盘植入。

MRI 不能替代超声诊断和评估前置胎盘合并胎盘植入。对于可疑前置胎盘合并胎盘植入的孕妇,MRI 可协助评估胎盘植入的深度、宫旁侵犯、与周围器官的关系等情况。在下述 3 种临床情况中,MRI 比超声可能更有价值:① 评估可能的后壁 PAS,因为超声识别后壁胎盘与子宫肌层交界准确性显著降低;② 评估子宫肌层及宫旁组织的侵入深度,若为前壁胎盘,还需评估膀胱受累;③ 评估子宫切口最外侧的子宫肌层和胎盘,经阴道超声有时无法清晰地显示该区域。尚未有研究证实 MRI 的诊断准确度优于超声检查,可以 MRI 与超声结果联合解读。

妊娠中期发现前置胎盘应根据孕妇的孕周、胎盘边缘距宫颈内口的距离及临床症状增加超声随访的次数。无症状者建议孕 32 周经阴道超声检查随访。孕 32 周仍为持续前置胎盘且无症状者,推荐孕 36 周左右经阴道超声复查,以确定最佳的分娩孕周。对于胎盘植入,需在分娩前完善胎盘植入超声评分量表,必要时 MRI 辅助,有助于对胎盘侵犯深度及范围与手术风险、患者术中失血量、成分血的输注量、手术时间、手术并发症、ICU 入住率和住院时间做好预判。

4. 前置胎盘合并胎盘植入的临床处理

(1)终止妊娠时机:终止妊娠的时机取决于孕周、胎儿大小、阴道流血情况、前置胎盘合并胎盘植入的严重程度、是否合并感染、是否临产、妊娠期合并症及并发症等诸多因素。建议根据产前症状个体化确定分娩时间。对于无症状的前置胎盘不合并胎盘植入的孕妇,推荐孕 36~38 周终止妊娠;对于有反复阴道流血史、合并胎盘植入或其他相关高危因素的前置胎盘孕妇,考虑孕 34~37 周终止妊娠,而美国妇产科医师学会(American College of Obstetricians and Gynecologists,ACOG)认为,对于不伴有任何症状的前置胎盘合并胎盘植入患者,建议在孕 34~35^{+6} 周时进行计划分娩。无症状、无头盆不称的前置胎盘不合并胎盘植入者,尤其是孕 35 周后经阴道超声测量胎盘边缘距宫颈内口为 11~20 mm 的孕妇可考虑自然分娩。前置胎盘合并胎盘植入孕妇计划分娩的最佳孕周尚存争议。MDT 必须权衡早产的风险与发生并发症的风险,避免紧急分娩导致的不良预后。

(2)围术期管理:除可考虑自然分娩的前置胎盘,对于前置胎盘合并胎盘植入患者,建议计划性手术分娩。围术期均强调 MDT 合作: 术前充分评估胎盘位置及胎盘植入严重程度,完善术前检查,联合麻醉科、ICU、介入科、放射科、检验科、输血科及新生儿科等共同救治,确保手术期间血制品及止血药物和用品备齐,并行预防性抗感染治疗。

(3) 麻醉及切口选择: 全身麻醉、硬膜外麻醉、腰硬联合麻醉均可采用。腹壁切口选择与前置胎盘合并胎盘植入严重程度、胎盘附着位置相关,下腹壁横切口、腹壁正中切口均可采用,较常用推荐下腹部纵切口。

(4) 输尿管支架的放置: 不建议进行常规的术前膀胱镜检查来评估是否膀胱受累。膀胱镜下输尿管支架的放置可将尿路损伤的风险从 33% 降至 6%(包括膀胱以及输尿管),适用于侵犯宫旁及术中可能切除子宫的患者,但可增加术后血尿及尿路感染的发生率。

(5) 出血相关预案: 随着介入技术日益成熟,经皮双侧髂内动脉栓塞术、经皮双侧子宫动脉栓塞术等血管栓塞技术在预防、治疗前置胎盘合并胎盘植入患者产后出血中得到越来越多的应用,但预防性动脉栓塞和球囊放置是否可以减少术中出血并改善手术预后、收益相对于花费及潜在的并发症如血栓形成等目前意见不一,需要有明确的指征。髂内动脉结扎术: 术中髂内动脉结扎的优点与球囊阻断效果相似,适合于不能开展介入治疗的医疗机构使用。

(6) 输血与自体血液回输: 前置胎盘合并胎盘植入患者容易发生产后出血,对疑似前置胎盘合并胎盘植入建议提前备红细胞 4 U、新鲜冰冻血浆 400 mL。对于大失血患者可参考大输血方案即红细胞悬液: 新鲜冰冻血浆: 血小板悬液的比例为 1 : 1 : 1 进行补充血制品。若术中失血 ≥ 1 500 mL,输注红细胞悬液 ≥ 4 U,需经验性补钙,以防出现严重低钙血症。有条件的医疗机构可考虑开展手术中自体血液回输从而节约用血,但应注意自体血中的胎儿或其他成分有进入循环的可能。

(7) 剖宫产时保留子宫手术策略或子宫切除术: 目前缺乏前置胎盘合并胎盘植入的手术处理及保守处理的随机对照研究和大型队列研究数据。对此类患者管理决策须考虑患者的血流动力学状态、保留生育力的愿望及可利用的医疗资源。目前保留子宫手术策略有胎盘原位保留、胎盘植入部位局部切除修补、完全剥离胎盘后各种缝合止血术、血管阻断术、宫腔填塞术或介入治疗。其中,胎盘原位保留可增加出血、感染等各种不良预后。因此,一般不建议剖宫产术中的胎盘原位保留。

(8) 充分的术前医患沟通:告知患者及家属手术风险、大量用血的可能,并签署介入治疗知情同意书、子宫切除术的知情同意书。

(张洲祥　施君瑶)

参考文献

[1] Cresswell JA, Ronsmans C, Calvert C, et al. Prevalence of placenta praevia by world region:a systematic review and meta-analysis[J]. Trop Med Int Health, 2013, 18:712.

[2] 中华医学会妇产科学分会产科学组. 前置胎盘的临床诊断与处理指南[J]. 中华妇产科杂志, 2013, 48(2):148 - 150.

[3] 中华医学会妇产科学分会产科学组. 前置胎盘的诊断与处理指南(2020)[J]. 中华妇产科杂志,2020,55(1):3 - 8.

[4] 中华医学会妇产科学分会产科学组,中国医师协会妇产科分会母胎医学专委会.胎盘植入性疾病诊断和处理指南(2023)[J].中华围产医学杂志,2023,26(8):617 - 627.

[5] Jauniaux E, Chantraine F, Silver RM, et al. FIGO consensus guidelines on placenta accreta spectrum disorders:epidemiology[J]. Int J Gynaecol Obstet,2018,140(3):265 - 273.

[6] American College of Obstetricians and Gynecologists Society for Maternal-Fetal Medicine. Obstetric Care Consensus No.7:Placenta Accreta Spectrum[J]. Obstet Gynecol, 2018, 132(6):e259 - e275.

[7] Silver RM, Landon MB, Rouse DJ, et al. Maternal morbidity associated with multiple repeat cesarean deliveries[J]. Obstet Gynecol, 2006, 107:1226.

[8] 李秀英,李晓梅,潘燕梅,等.胎盘植入严重不良妊娠结局相关危险因素分析[J].中国妇产科临床杂志,2016,17(6):519 - 522.

[9] Jauniaux E, Collins S, Burton GJ. Placenta accreta spectrum:pathophysiology and evidence-based anatomy for prenatal ultrasound imaging. American Journal of Obstetrics and Gynecology, 2018, 218(1):75 - 87.

[10] 种轶文,张爱青,王妍,等.超声评分系统预测胎盘植入凶险程度的价值[J].中华围产医学杂志,2016,19(9):705 - 709.

案例 5 妊娠合并子宫破裂

【病史】

现病史: 患者, 34 岁, G_2P_1, 孕 21^{+1} 周, 下腹紧缩感 1 d。平素月经规则, 末次月经: 2022 年 2 月 2 日, 预产期: 2022 年 11 月 9 日。此次自然受孕, 孕早期于外院建卡, 规律产检, 孕 20 周转至我院产检, NIPT、胎儿系统超声等未见异常。患者 3 d 前(孕 20^{+5} 周)行 MRI 平扫提示胎盘主体位于子宫后壁, 胎盘植入可能, 子宫左前壁较薄, 盆腔未见液体信号。1 d 前患者无诱因下出现下腹紧缩感, 无阴道流血流液, 无头晕、恶心、乏力等不适。患者既往有孕 30 周子宫破裂史, 现为评估孕期子宫破裂风险、制定孕期监测方案及手术时机申请产科 MDT 诊疗。

既往史: 否认慢性疾病史。2018 年 3 月因"子宫黏膜下平滑肌瘤"行宫腔镜联合腹腔镜下子宫肌瘤剥除术, 术中穿透宫腔。2019 年 1 月孕 30 周时发生"子宫破裂、胎死宫内", 行剖腹取胎术+剖腹探查术发现宫底部全层破裂, 行子宫修补术+盆腔黏连分解术, 术中出血 2 500 mL。

生育史: 0 - 1 - 0 - 0, 2019 年 1 月患者因"子宫破裂、胎死宫内"行剖腹取胎术+剖腹探查术, 娩出一女死婴, 体重 1 100 g。

【体格检查】

1. 生命体征 体温 36.6℃, 脉搏 85 次/min, 呼吸 20 次/min, 血压 126/82 mmHg。

2. 查体 神志清, 一般情况可。心律齐, 未闻及杂音, 双肺未闻及异常干湿啰音。双下肢无浮肿。腹膨隆, 可见陈旧性手术瘢痕, 愈合良好, 肝脾肋下未及。

3. 专科检查　宫高 20 cm,腹围 80 cm,听诊胎心 145 次/min,宫缩偶有,质弱。

【实验室检验和辅助检查】

1. 感染指标　白细胞 5.77×10^9/L,中性粒细胞百分比 76.9%,血红蛋白 122 g/L,CRP 1.74 mg/L。

2. 生化指标　丙氨酸氨基转移酶 26 U/L,天冬氨酸氨基转移酶 53 U/L,总蛋白 65 g/L,白蛋白 36 g/L,肌酐 28 μmol/L,尿素 2.7 mmol/L,尿酸 162 μmol/L,钾 3.4 mmol/L,钠 136 mmol/L,氯 100 mmol/L。

3. 腹部超声　① 单胎臀位;② 子宫肌层连续性完整,肌层最薄处位于宫底部,厚度约 2.4 mm;③ 胎盘后壁及右侧壁,下缘距宫颈内口 34 mm (图 5-1)。

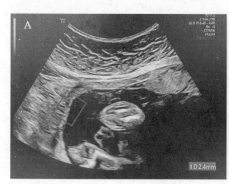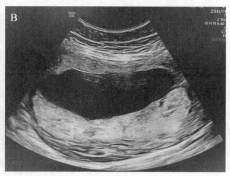

图 5-1　案例 5 患者腹部超声监测宫底肌层厚度

A. 宫底肌层最薄处厚度约 2.4 mm(方框);B. 胎盘位于后壁及右侧壁

二维码 5-1
图 5-1 彩图

4. 盆腔 MRI 平扫　单胎臀位,胎盘局部与宫底部、前壁肌层分界不清,宫底部分肌层极薄(图 5-2)。

【MDT 讨论】

1. 产科安全办公室建议　患者目前无子女,既往子宫破裂史,现再次妊娠,再次发生子宫破裂风险高。目前孕 21 周,胎儿出生后无法存活,建议继续腹部超声监测子宫肌层厚度,待胎儿有存活能力后择期剖宫产。全科人员需熟知该患者病情,做好随时大抢救准备。

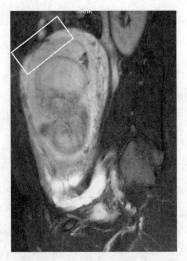

图 5 - 2　案例 5 患者盆腔 MRI 平扫

方框处可见宫底肌层菲薄,但连续性完整

2. **妇科建议**　患者前次子宫破裂症状不典型,剖宫取胎修补子宫术中发现盆腔粘连严重。随孕周增大,子宫再次破裂风险较高,且症状亦可能不典型,需严密监测生命体征、胎心、子宫瘢痕厚度变化。向患者及家属充分告知病情,因孕 28 周前胎儿存活率低,早产儿并发症发生率高,因此应尽量期待治疗至孕 28 周后,予择期行剖宫产术,胎儿存活率相对高。但在此期间,需做好随时子宫破裂、大出血、胎儿窘迫抢救准备。

3. **输血科建议**　患者前次子宫破裂大出血并输注大量血制品,现 2 次子宫手术后再次妊娠,子宫破裂、大出血风险高,需随时做好备血准备,孕期积极补铁,避免孕期贫血。

4. **新生儿科建议**　胎儿目前孕 21 周,考虑其母曾有子宫破裂大出血并胎死宫内病史,超声提示局部宫底肌层较薄,再次发生子宫破裂、大出血风险较高。目前建议产科在保证母胎安全的前提下,尽量延长孕周,我科将做好极早产儿复苏和转运准备。

5. **产科建议**　患者既往 1 次子宫肌瘤剥除术史,孕 30 周子宫破裂史,目前孕 21 周,超声、MRI 提示宫底肌层菲薄,最薄处厚度约 2.4 mm,目前住院期待治疗中。住院期间需严密监测,动态随访各项指标,超声或MRI 随访子宫肌层厚度,加强母胎监测,定期备血,并与患者及家属反复沟通再次子宫破裂、大出血、胎死宫内等风险,安置床位需考虑转运便利,床旁备剖宫产包,以备紧急情况发生时施行床旁剖宫产术。

【MDT 结论】

患者既往有子宫肌瘤剥除术史、子宫破裂史,此次妊娠再次发生子宫破裂、大出血风险极高,建议住院待产,定期随访各项指标,加强母胎监测,做好紧急剖宫产、大出血及新生儿抢救等预案。

拟于孕 28~30 周前终止妊娠。孕 27 周给予促胎肺成熟一个疗程,预置颈静脉置管,孕 27^{+5} 周予硫酸镁保护胎儿脑神经,做好分娩时大出血及新生儿抢救准备。

监测过程中注意患者腹痛、腹胀、腰酸腰痛、阴道流血流液及胎动等主诉。

【最后诊断】

(1) G_2P_1,孕 21^{+1} 周,单胎。

(2) 妊娠合并子宫瘢痕(子宫肌瘤剥除术史,子宫破裂修补术史)。

(3) 不良孕产史。

【治疗经过】

患者孕 21 周后一直住院待产,做好一切子宫破裂应急预案。

孕 28^{+1} 周时患者出现腰酸,胎心监护提示不规则宫缩,胎心偶有晚减,考虑子宫破裂可能,行急诊剖宫产术,术中发现腹腔内出血 100 mL,先行子宫下段剖宫产术娩出一女活婴,体重 1 000 g,Apgar 评分 8 - 9 - 9 分。探查发现宫底偏左侧被大网膜黏连包裹,大网膜间满布细小血块,分解黏连后见宫底偏左一长 6 cm 破裂口,予子宫破裂修补术,常规缝合子宫下段切口。术中共计出血 800 mL,未予输血。

患者术后生命体征平稳,产后 1 周出院。

【MDT 诊疗思路】

子宫破裂是一种罕见但极其严重的妊娠期并发症,可能危及母胎生命。既往子宫破裂史的患者再次发生子宫破裂的风险最大,这类患者的诊治难度主要在于决定终止妊娠的孕周,而突发子宫破裂往往来不及组织 MDT 诊疗。

该患者既往有 1 次宫腔镜联合腹腔镜下子宫肌瘤剥除术史,1 次子宫破裂伴有大出血、胎死宫内史,此次妊娠再发子宫破裂、大出血风险极高。患者住院待产期间组织产科 MDT 诊疗的优势体现在:① 提前预警,以便在发生紧急危重状况时各科室随时给予援助;② 集思广益,将预防措施做到最好,尽可能确保母胎安全。

【相关知识解读】

1. 概念及流行病学　子宫破裂指在妊娠期或分娩期子宫体部或子宫下段肌层连续性中断,按子宫浆膜层是否完整分为完全子宫破裂和不完全子宫破裂。研究报告,国外子宫破裂总体发病率为 0.05%~0.3%,既往有剖宫产术史者,子宫破裂率约为 1%[1]。我国孕产妇监测系统数据显示,我国子宫破裂总发生率为 0.13%[2]。

子宫破裂根据既往有无子宫手术史可分为瘢痕子宫破裂和无瘢痕子宫破裂。瘢痕子宫破裂的危险因素包括既往子宫破裂、既往宫底切口或延伸至子宫上段的子宫纵切口或妇科手术瘢痕子宫,以及引产但最终行剖宫产分娩的产妇。妊娠间隔较短也增加子宫破裂风险。无瘢痕子宫破裂的危险因素包括梗阻性难产、创伤、先天性或获得性子宫肌层薄弱、多产、多胎妊娠、缩宫素使用不当等[3]。

2. 瘢痕子宫再次妊娠的管理　妊娠合并瘢痕子宫,尤其是既往具有子宫破裂史的孕妇,再次妊娠时涉及孕前、孕期、围分娩期及产后的管理,即全程管理[4,5]。① 孕前:建议接诊医生进行充分评估与咨询,评估内容包括子宫瘢痕成因、切口类型、缝合方式及愈合情况等,给予适当的妊娠间隔时间及制定个性化的管理计划,包括监测孕前健康状况、调整药物治疗(如补充叶酸、治疗慢性疾病等)和提供心理支持。② 孕期:定期产检、密切监测与评估,孕早期检查胚胎着床部分、孕中晚期评估胎盘附着及植入情况、预测子宫破裂风险等,必要时需提早入院加强监测。③ 围分娩期:需选择恰当的终止妊娠时机与方式。④ 产后:做好避孕与再次妊娠的咨询与指导。

3. 瘢痕子宫再次妊娠终止妊娠的时机　2020 年我国《妊娠并发症和合并症终止妊娠时机的专家共识》专家共识[6]建议：有古典式剖宫产术史的孕妇，可在孕 36~37 周终止妊娠。有子宫肌瘤剔除术史的孕妇，可考虑在孕 36~39 周终止妊娠，但应根据剔除肌瘤的数量、深度和部位，进行个体化处理。对于既往有子宫破裂史的孕妇，可在孕 36~37 周终止妊娠。美国妇产科医师协会（ACOG）在《剖宫产术术后阴道分娩》（*Vaginal Birth after Cesarean Delivery*）[7]中同样建议对于有子宫破裂史的孕妇，应在临产前终止妊娠，可考虑终止妊娠孕周为孕 36~37 周，但同样需要注意的是，参考既往个案报道（表 5-1），具有子宫破裂史孕妇再次发生子宫破裂具有多样性和不可预知性，因此应根据前次子宫破裂的孕周、部位及此次妊娠状况等个体化决定。

表 5-1　2 例既往文献报道的腹腔镜下子宫肌瘤切除术后复发性子宫破裂案例

案 例 信 息	Abbas, 2018[8]	Wachira, 2019[9]
孕妇年龄（岁）	34	37
子宫肌瘤类型	浆膜下肌瘤	肌壁间肌瘤
子宫肌瘤大小	12 cm×10 cm	5 cm
缝合方式	腹腔镜下缝合+电灼	腹腔镜下缝合+电灼
第一次子宫破裂情况		
距子宫肌瘤切除术妊娠间隔	6 年	2 年
子宫破裂时孕周	35 周	26 周
子宫破裂部位和大小（cm）	宫底 8 cm×6 cm	6 cm
剖腹探查术术中情况	行子宫修补术，出血 1 500 mL，输红细胞悬液 3 U	行子宫修补术，出血 3 000 mL，输血未交代
胎儿情况	2 900 g，存活	870 g，未存活
第二次子宫破裂情况		
距子宫破裂妊娠间隔	2 年	14 个月

续　表

案 例 信 息	Abbas, 2018[8]	Wachira, 2019[9]
分娩孕周	38 周	26 周
分娩原因与方式	因"妊娠合并子宫破裂史"行择期剖宫产	因"下腹痛"急诊行"剖宫取胎术+子宫修补术"
术中情况	无并发症	出血 1 500 mL
胎儿情况	存活	720 g,存活

（汝　萍　刘　铭）

·+·+·+·+·+·+·+·+·+·+·+·+· 参考文献 ·+·+·+·+·+·+·+·+·+·+·+·+·

[1] Hofmeyr GJ, Say L, Gülmezoglu AM. WHO systematic review of maternal mortality and morbidity：the prevalence of uterine rupture[J]. BJOG, 2005, 112(9)：1221－1228.

[2] Zhou Y, Mu Y, Chen P, et al. The incidence, risk factors and maternal and fetal outcomes of uterine rupture during different birth policy periods：an observational study in China[J]. BMC Pregnancy Childbirth, 2021, 21(1)：360.

[3] 靳瑾,王志坚.子宫破裂的常见原因及预防[J].中国实用妇科与产科杂志,2022,38(8)：787－791.

[4] 张艺珊,顾向应.瘢痕子宫再次妊娠的全程管理[J].中国计划生育和妇产科,2019,11(5)：5－8.

[5] 乔宠,刘彩霞,赵扬玉,等.高龄妇女瘢痕子宫再妊娠管理专家共识(2021 年版)[J].中国实用妇科与产科杂志,2021,37(5)：558－563.

[6] 中华医学会围产医学分会,中华医学会妇产科学分会产科学组.妊娠并发症和合并症终止妊娠时机的专家共识[J].中华妇产科杂志,2020,55(10)：649－658.

[7] ACOG. ACOG practice bulletin No. 205：vaginal birth after cesarean delivery[J]. Obstet Gynecol, 2019, 133(2)：e110－e127.

[8] Abbas AM, Michael A, Ali SS, et al. Spontaneous prelabour recurrent uterine rupture after laparoscopic myomectomy[J]. J Obstet Gynaecol, 2018, 38(7)：1033－1034.

[9] Wachira L, De Silva L, Orangun I, et al. Spontaneous preterm recurrent fundal uterine rupture at 26 weeks following laparoscopic myomectomy[J]. J Obstet Gynaecol, 2019, 39(5)：731－732.

案例 6　妊娠合并高甘油三酯血症性胰腺炎

【病史】

现病史：患者,33 岁,G_1P_0,孕 18^{+6} 周,中上腹痛伴恶心呕吐 7 h。平素月经规则,末次月经：2022 年 3 月 6 日,预产期：2022 年 12 月 13 日。此次自然受孕,孕期不规则产检。孕 18^{+5} 周进食油腻食物后出现中上腹痛,疼痛进行性加重,伴恶心呕吐。患者来我院急诊就诊,生化检查提示血清 TG 21.88 mmol/L,血淀粉酶 148 U/L,急诊拟"妊娠合并急性胰腺炎可能"收治入院。入院后给予禁食、补液、抑制胃酸分泌等对症支持治疗,患者右上腹痛未缓解,需使用止痛片后才能入眠,心电图提示窦性心动过速。考虑患者一般情况较差,转入 ICU 加强监测。患者转入 ICU 后给予液体复苏、营养支持、药物降血脂、抗生素预防感染等治疗,入院第 2 日患者上腹痛症状仍未缓解,复查血脂提示 TG 42.02 mmol/L。考虑妊娠合并急性胰腺炎病情变化快,为积极调整治疗方案、尽快缓解病情组织 MDT 诊疗。

既往史：发现高脂血症 5 年,未规范治疗。2018 年因"胆囊结石"行胆囊切除术。父母均患高脂血症,母亲一直使用"依洛尤单抗"降血脂治疗,血脂控制良好。否认其他慢性疾病史,否认其他手术史。

生育史：0-0-0-0。

【体格检查】

1. 生命体征　体温 37℃,脉搏 132 次/min,呼吸 20 次/min,血压 130/70 mmHg,氧饱和度 98%。

2. 查体　神志清,痛苦面容,心率 132 次/min,心律齐,未闻及杂音,双肺未闻及异常干湿啰音。剑突下上腹部压痛(+),反跳痛(+)。下腹隆软,无明显压痛。双下肢无浮肿。

3. 专科检查　宫高 18 cm,腹围 89 cm,听诊胎心 145 次/min,未及宫缩。

【实验室检验和辅助检查】

1. 入院当日(孕 18^{+6} 周)

(1) 感染指标:白细胞 15. 78 × 10^9/L ↑,中性粒细胞百分比 91.4% ↑,血红蛋白 119 g/L,CRP 13.85 mg/L ↑。

(2) 炎症指标:IL - 6 24.9 pg/mL ↑,降钙素原 0.151 ng/mL ↑。

(3) 生化指标:TC 25. 71 mmol/L ↑,TG 21. 88 mmol/L ↑,淀粉酶 148 U/L ↑。

(4) 心电图:窦性心动过速(心率 130 次/min)。

(5) 腹部 CT 平扫:胰腺头部及十二指肠周围广泛渗出性改变。

(6) 腹部 MRI 平扫:胰腺增大,轮廓不清,腹腔积液,右肾周渗出性改变。

(7) 磁共振胆胰管成像(magnetic resonance cholangiopancreatography, MRCP):未见明显胆管扩张。

2. 入院第 2 日(孕 19 周)

(1) 感染指标:白细胞 16. 25 × 10^9/L ↑,中性粒细胞百分比 91.3% ↑,血红蛋白 108 g/L,CRP 86.72 mg/L ↑。

(2) 炎症指标:IL - 6 70.9 pg/mL ↑,降钙素原 0.290 ng/mL ↑。

(3) 生化指标:TC 21. 20 mmol/L ↑,TG 42. 02 mmol/L ↑,淀粉酶 89 U/L ↑,脂肪酶 226. 9 U/L ↑。

【MDT 讨论】

1. 放射科建议　患者 CT 提示肝脏弥漫性密度减低,为脂肪肝表现。患者胰腺体尾部形态良好,胃、十二指肠、胰头间可见渗出,沿十二指肠水平段蔓延,邻近肠系膜区域可见渗出表现,右侧深浅筋膜增厚,左侧正常。MRI 及 MRCP:T2 加权下显示胃、十二指肠、胰头间渗出,右侧肾前间隙也可见渗出,胆总管无扩张,未见结石,胰管也无扩张,患者胰腺炎症范围主要位于胃、十二指肠间隙,范围较广。

2. **内分泌科建议**　患者既往有胆囊切除术史,因此基本排除胆源性胰腺炎的可能,经过禁食、抑酸、抗炎、一般降血脂治疗后,患者上腹痛症状未缓解,血脂水平、血感染指标仍较高。虽胰酶水平轻度异常,但患者MRI 提示胰头渗出明显,仍有病情进展的可能,应积极降低血脂水平,阻止疾病进展为重症胰腺炎。临床工作中 TG>5.6 mmol/L 时胰腺炎发作风险显著升高,目前应严格禁食、降血脂、改善微循环。

3. **ICU 建议**　结合患者病史、症状体征及化验结果,考虑中度重型急性胰腺炎可能。患者目前生命体征平稳,需定期复查肝肾功能、凝血功能、血脂、血糖等指标,治疗的关键在于降低血脂水平,调节电解质平衡,控制血糖,预防血栓。患者目前休克指数为 1.0,且口渴明显,考虑容量不足,建议增加补液。此外,关注患者尿量,维持出入量平衡,一般 48 h 内不进展则趋于好转,若进展可考虑血液滤过等降血脂治疗。

4. **消化内科建议**　急性胰腺炎需鉴别高脂血症性急性胰腺炎和胆源性急性胰腺炎,患者为胆囊切除术后,MRCP 未见明显胆管扩张,因此病因应主要考虑高脂血症诱发的急性胰腺炎。高脂血症易使胰腺炎重症化,需积极抑酸、抑酶、护肝、纠正出入量不平衡等治疗,并予以镇痛、通便。在监测血脂同时,应监测血糖变化,贝特类调脂药、胰岛素等药物可予以使用。近年来血脂吸附技术越来越广泛应用于高脂血症性急性胰腺炎的治疗,但该技术目前仍较少用于孕期,因此患者需权衡利弊后决定是否进行血脂吸附治疗。此外,应持续监测患者腹腔积液情况,若腹腔积液多,适当引流。

5. **药学部建议**　考虑到妊娠期用药安全原则,首选饮食控制、口服海洋 ω - 3 脂肪酸降血脂治疗。此外,非诺贝特类药物虽属于美国 FDA 妊娠期安全用药分类为 C 类,但动物实验未见明显致畸作用,若临床治疗需要建议积极使用此类药物进行降血脂治疗,一般 2~3 d 起效。此外,患者目前血象偏高,建议积极抗生素预防感染。

6. **产科建议**　患者现孕 19 周,无下腹痛、出血等不适,因此目前主要矛盾在于平衡高脂血症性急性胰腺炎的母体治疗和该治疗对胎儿的安全性。患者目前病情不稳定,存在疾病向重症发展的风险,降血脂是关键。无论饮食控制、口服海洋 ω-3 脂肪酸、非诺贝特类药物都不能短时间内迅速降低血脂,因此必要时需考虑血液滤过治疗。尽管文献中血液滤过用于妊娠合并高脂血症性胰腺炎的证据有限,但不少文献提示血液滤过治疗的临床优势没有体现可能与应用较晚有关。随着血液滤过应用于高脂血症性胰腺炎的治疗日趋成熟,孕期应用血液滤过的风险相对降低,因此必要时应及早使用血液滤过进行降血脂治疗。

【MDT 结论】

(1) 患者"妊娠合并高甘油三酯血症性胰腺炎"诊断明确。

(2) 目前的治疗方案下患者病情仍有加重趋势,必要时给予血液滤过降血脂治疗。治疗过程中注意应对过敏反应、保持出入量平衡。

(3) 急性胰腺炎不是终止妊娠的指征,但若经积极治疗后患者病情仍无好转或病情恶化,诊疗应以母体安全为主。

【最后诊断】

(1) G_1P_0,孕 19 周,单胎。

(2) 妊娠合并高甘油三酯血症性急性胰腺炎(中度重型)。

(3) 胆囊切除术后。

【治疗经过】

给予患者一般禁食、抑酸、抗炎、抗感染治疗病情未得到缓解后,给予患者 2 次血液滤过治疗,治疗过程中患者出现 1 次心慌胸闷不适,给予无创呼吸机辅助通气、镇静、抗过敏、快速补液治疗后症状好转;2 次血液滤过治疗后复查 TC 11.63 mmol/L,TG 11.48 mmol/L,较前显著下降,后继续服用非诺贝特类药物降血脂治疗;住院第 13 日(孕 20^{+6} 周)复查 TC 4.86 mmol/L,TG 4.86 mmol/L,患者腹痛症状完全缓解,饮食过渡至清淡饮食后予出院(图 6-1)。

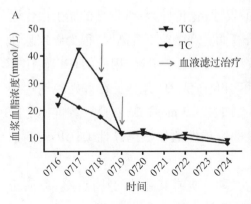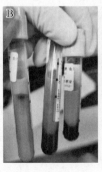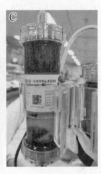

图 6-1　案例 6 患者血脂变化和脂血情况

A 患者血脂变化；B 血液滤过治疗前脂血；C 血液滤过滤除的血脂

二维码 6-1
图 6-1 彩图

　　患者出院后严格清淡饮食，血清 TG 一直维持在 5.6 mmol/L 以下，孕期未出现其他并发症，孕 38 周时因"社会因素"剖宫产一男活婴，体重 3 050 g，Apgar 评分 9 - 10 - 10 分。

【MDT 诊疗思路】

　　妊娠合并高甘油三酯血症性胰腺炎发病率低，若不及时处理使病情得到缓解，严重者将危及母胎安全。该疾病诊治难点在于如何选择有效的方法尽快降血脂。近年来随着技术的进步，血液滤过已成熟应用于严重免疫异常、感染、高脂血症等疾病的治疗，但该技术在孕妇群体中仍应用较少，因此在制定治疗方案时，需要 MDT 共同制定有效的治疗方案，从而阻断急性胰腺炎向重症胰腺炎发展的趋势。

【相关知识点解读】

　　1. 概念及流行病学　高甘油三酯血症性胰腺炎（hypertriglyceridemia pancreatitis，HTGP）在所有急性胰腺炎病例中占 1%～35%，在妊娠合并胰腺炎病例中占比多达 56%。若血清 TG 超过 5.6 mmol/L，HTGP 的发生风险会进行性增加；若 TG 超过 11.3 mmol/L，该风险会明显增加[1]。当血清 TG>11.3 mmol/L 时，发生急性胰腺炎的风险约为 5%，当血清 TG > 22.6 mmol/L 时，风险为 10%～20%[2]。

2. HTGP 的病因学和特点　原发性（遗传性）和继发性的脂蛋白代谢疾病都与 HTGP 相关。血清 TG 升高而乳糜微粒不升高时，很少导致急性胰腺炎，而进食油腻食物后乳糜微粒的浓度显著升高，因此 HTGP 往往有进食油腻食物的诱因。虽然妊娠可引起血清 TG 升高且在妊娠晚期达最高峰，但血清 TG 只在极少数时候会超过 3.3 mmol/L，而这一浓度不足以引发急性胰腺炎。已有非遗传性、非家族性的妊娠诱导性 HTGP 病例报道，但极为少见[3]。

HTGP 相较于其他原因所致急性胰腺炎有其独特的特点：① 血淀粉酶、脂肪酶升高不明显；② 病情严重程度与血清 TG 水平呈正相关。治疗HTGP 的关键是迅速降血脂，常用的方法包括饮食调整、降脂药物、低分子肝素联合胰岛素、血液净化及中西医结合治疗等[4]。

3. 成人高甘油三酯血症的治疗策略及降血脂的效果　成人 TG 水平若≥5.65 mmol/L，建议积极药物治疗，药物的选择主要取决于动脉粥样硬化心血管病（atherosclerotic cardiovascular disease，ASCVD）的风险。若为 ASCVD 高风险，当血清 TG 水平≥1.7 mmol/L 时即开始服用海洋 ω‑3脂肪酸；若血清 TG 水平≥5.65 mmol/L，无论 ASCVD 是否高风险均建议降血脂治疗，若为 ASCVD 高风险则建议服用海洋 ω‑3 脂肪酸治疗，若为ASCVD 低风险则建议贝特类药物治疗。"ASCVD 高风险"是指有明确的ASCVD 或糖尿病合并另外 2 项 ASCVD 危险因素，包括：年龄≥50 岁、吸烟、高血压、男性 HDL‑C≤40 mg/dL 或女性 HDL‑C≤50 mg/dL、CRP＞3.00 mg/L、肌酐清除率<60 mL/min、视网膜病变、微量/大量白蛋白尿、踝肱指数<0.9。

当 TG≥5.6~11.3 mmol/L 时，通过限制膳食脂肪摄入<5%，空腹 TG的预计下降速度为 25%/d[5]。采用海洋 ω‑3 脂肪酸治疗时，大部分 TG下降见于 2 周内；贝特类药物在治疗开始后 2 周即可见效，6~8 周达到最大效果[6-8]。

4. 血液滤过在妊娠合并 HTGP 中的疗效　血浆置换和血液滤过技术均具有迅速降低血脂的疗效，近年来在非孕期 HTGP 治疗上得到广泛应用。血液滤过与血浆置换相比，损耗血液组织少，对血液动力学影响小，在扩容的基础上应用血液滤过技术可以有效降低血浆中 TG 和 TC 水平，减轻肾脏负担,清除血浆中小分子炎症因子,但对分子量较大的炎症介质,如 TNF－α 的清除效果欠佳。因此,对于非孕期 HTGP,通常建议发病 72 h 内应用血液滤过技术,从而达到降血脂和预防炎症因子风暴的效果。然而,血液滤过治疗妊娠合并 HTGP 仍缺乏指南指导,使用时需权衡利弊后决定。

5. 妊娠合并急性胰腺炎诊疗流程　见图 6－2[9]。

(付　菲　鲍　欢)

参考文献

[1] Toskes PP. Hyperlipidemic pancreatitis[J]. Gastroenterol Clin North Am, 1990, 19：783.

[2] Scherer J, Singh VP, Pitchumoni CS, et al. Issues in hypertriglyceridemic pancreatitis：an update[J]. J Clin Gastroenterol, 2014, 48：195.

[3] Eskandar O, Eckford S, Roberts TL. Severe, gestational, non-familial, non-genetic hypertriglyceridemia[J]. J Obstet Gynaecol Res, 2007, 33：186.

[4] 陈慧敏,苏东帅,李宏宇,等.高甘油三酯血症性急性胰腺炎的降脂治疗进展[J].世界华人消化杂志,2023,31(21)：882－888.

[5] Chait A, Eckel RH. The chylomicronemia syndrome is most often multifactorial：a narrative review of causes and treatment[J]. Ann Intern Med, 2019, 170：626.

[6] Rosenson RS. Fenofibrate：treatment of hyperlipidemia and beyond[J]. Expert Rev Cardiovasc Ther, 2008, 6：1319.

[7] Adkins JC, Faulds D. Micronised fenofibrate：a review of its pharmacodynamic properties and clinical efficacy in the management of dyslipidaemia[J]. Drugs, 1997, 54：615.

[8] Capell WH, DeSouza CA, Poirier P, et al. Short-term triglyceride lowering with fenofibrate improves vasodilator function in subjects with hypertriglyceridemia [J]. Arterioscler Thromb Vasc Biol, 2003, 23：307.

[9] 王晨虹,苟文丽,刘昌,等.妊娠合并急性胰腺炎诊治专家共识(2022)[J].中国优生与遗传杂志,2022,30(3)：349－356.

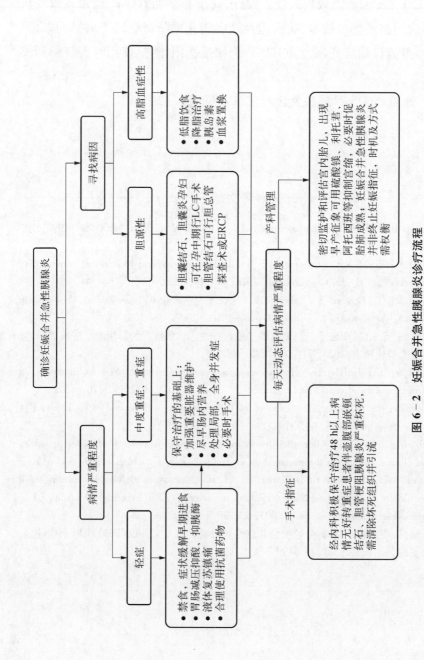

图 6-2 妊娠合并急性胰腺炎诊疗流程

LC, 经腹腔镜 (laparoscopic); ERCP, 内镜下逆行胰胆管造影 (endoscopic retrograde cholangiopancreatography)

案例 7 妊娠合并慢性肾脏病

【病史】

现病史：患者，38 岁，G_4P_1，孕 17^{+3} 周，产检发现肾功能异常 6 d。平素月经规则，末次月经：2023 年 1 月 16 日，预产期：2023 年 10 月 23 日。此次意外怀孕，早孕反应轻微，不规律产检，未行 NT 筛查、NIPT。现孕 17^{+3} 周，至我院首次产检，静息状态测血压 143/104 mmHg，无头痛、头晕、眼花、视物模糊，无发热、恶心、呕吐、黄疸、皮肤瘙痒等。血常规提示血红蛋白 72 g/L，尿常规提示尿蛋白 2+，肾功能：尿素 13.66 mmol/L，肌酐 388 μmol/L，尿酸 422 μmol/L，估算的 GFR 12 mL/min。患者自怀孕以来，易疲劳，精神可，夜眠可，胃纳正常，二便如常。患者现肾功能较差，须尽快全面评估患者病情、明确诊疗方案，因此组织 MDT 诊疗。

既往史：患者 2021 年 2 月发现血压升高，收缩压最高 160 mmHg，未规律服药及监测。2023 年 1 月开始口服厄贝沙坦 1 片，q.d.，控制血压。2022 年体检发现肾功能异常，当时肌酐超过 200 μmol/L，诊断"肾炎"，口服中药治疗半年。否认手术外伤史。

生育史：已婚已育，2-0-1-2。2008 年 5 月、2015 年 7 月均足月经阴道分娩一活婴，过程顺利。2010 年行早孕人流 1 次。

【体格检查】

1. 生命体征　体温 36.5℃，脉搏 124 次/min，呼吸 20 次/min，血压 139/99 mmHg。

2. 查体　神志清，贫血貌，眼睑水肿，查体合作，皮肤、黏膜无黄染、无淤斑淤点，未见皮下出血点。心律齐，心肺听诊无异常。腹软，无压痛，肝脾肋下未及,双下肢浮肿(2+)。生理反射存在,病理反射未引出。

3. 专科检查　腹隆软,听诊胎心 154 次/min,未及宫缩,未行阴道检查。

【实验室检验和辅助检查】

1. 感染指标　红细胞 $2.84×10^{12}/L↓$,血红蛋白 71 g/L↓,白细胞 $6.14×10^9/L$,血小板计数 $176×10^9/L$。

2. 凝血指标　D-二聚体 3.73 mg/L↑,纤维蛋白(原)降解产物 6.2 mg/L↑。

3. 生化指标　丙氨酸氨基转移酶 5 U/L,天门冬氨酸氨基转移酶 9 U/L,肌酐 373 μmol/L↑,估算的 GFR 13 mL/min↓,白蛋白 37.4 g/L。

4. 尿液指标　尿蛋白 2+↑,尿微量白蛋白 545 mg/L↑。

5. 血气分析　钾 5.2 mmol/L,氧饱和度 99.6%,实测总血红蛋白 72 g/L↓,pH 7.359,实际碳酸氢盐 15.7 mmol/L↓,全血钙 1.14 mmol/L。

6. 甲状旁腺激素测定　甲状旁腺激素 276 pg/mL↑。

7. 心肌酶谱　Pro-BNP 1 133 ng/L↑。

8. 心电图　① 窦性心律;② T 波改变(Ⅰ、Ⅱ、V4、V5、V6 高尖)。

9. 超声心动图　升主动脉增宽,主动脉瓣少量反流,二尖瓣中少量反流,三尖瓣少量反流,左心室收缩功能正常。

10. 胎儿超声　单胎头位,胎儿相当于 16^{+1} 周,胎盘下缘距内口 33 mm。

11. 腹部超声　肝脏回声密集、增粗。双侧肾脏缩小,形态正常,肾脏实质显示弥漫性变薄、回声增强。胰腺、胆囊、脾、输尿管、膀胱未见明显异常。

【MDT 讨论】

1. 肾内科建议　患者发现血压升高 2 年,收缩压最高 160 mmHg,口服厄贝沙坦控制血压,无眼部、关节等特殊不适。2022 年体检发现肾功能异常,当时肌酐超过 200 μmol/L。本次入院检查肌酐 373 μmol/L,甲状旁腺功能亢进,产检过程中的腹部超声提示双侧肾脏缩小,均提示患者为慢性肾脏病(chronic kidney disease, CKD)、肾性高血压可能。引起肾功能不全的病因考虑肾炎的可能性大,明确具体肾炎类型需行肾脏穿刺病理检查,但患者双侧肾脏明显缩小,不建议进行肾脏穿刺。结合病史及辅助检查目前诊断考虑:CKD,肾功能不全(4~5期),肾性贫血,肾性高血压,继发性甲状旁腺亢进。建议停厄贝沙坦,改用苯磺酸氨氯地平或硝苯地平降压治疗,同时可服用复方 α-酮酸片调节蛋白代谢、罗沙司他胶囊纠正贫血,骨化三醇预防骨质疏松等辅助治疗。另外,警惕患者代谢性酸中毒,血生化提示实际碳酸氢盐偏低,建议完善血气分析,必要时可口服碳酸氢钠片纠正体内酸性环境。

2. 心内科建议　年轻女性肾功能不全病因以免疫疾病较多,因此完善检查时应注意免疫指标的检测。监测血压时建议测定四肢血压,并进行四肢血管超声排查,以免漏诊免疫疾病导致的一侧肢体大动脉萎缩所致的血压异常。考虑到患者属于血栓高风险人群,四肢血管超声也可排除血栓形成情况。厄贝沙坦属于美国 FDA 妊娠期安全用药分类 D 类,孕期具有致胎儿畸形风险,建议更换降压药,血压控制目标为120~130/70~80 mmHg。

3. 产科建议　患者系妊娠合并肾功能不全(重度可能),属于不宜妊娠人群。妊娠可能会加重肾功能损害,并发子痫前期、胎儿生长受限、早产等风险较大。孕早期服用厄贝沙坦类降压药,属于美国 FDA 妊娠期安全用药分类 D 类,有胎儿致畸风险。综上所述,积极纠正贫血后积极引产终止妊娠。

4. 妇科建议　若终止妊娠,应选择对肾功能损害最小的引产方式。患者合并高血压,禁用米索前列醇类药物。血红蛋白 72 g/L,建议引产前备血、输血纠正贫血。引产过程中警惕感染、出血等情况加重肾脏损害可能。

【MDT 结论】

(1)患者"妊娠合并 CKD,肾功能不全(4~5期)"诊断明确。

(2)目前病情不宜妊娠,建议积极终止妊娠。

(3)积极调整降压药,控制血压,改善贫血,预防酸碱失衡,尽快终止妊娠。

（4）选择对肾功能损害最小的引产方式,禁用米索前列醇类药物。

【最后诊断】

（1） G_4P_2 ,孕 17^{+5} 周,单胎。

（2）妊娠合并 CKD。

（3）妊娠合并肾功能不全(4~5 期)。

（4）妊娠合并肾性高血压。

（5）妊娠合并肾性贫血(中度)。

（6）妊娠合并继发性甲状旁腺亢进。

【治疗经过】

充分知情告知后患者及家属同意终止妊娠,终止妊娠前予输血治疗,纠正血红蛋白至 98 g/L。孕 18^{+2} 周行依沙吖啶 100 mg 羊膜腔内注射引产,孕 18^{+4} 周经阴道排出一死婴,流产后因胎膜残留行清宫术。

术后给予预防感染、降压等对症支持治疗。住院期间血压波动在 135~145/80~100 mmHg,恢复良好,术后 3 d 出院。出院后肾内科专科随访,尽可能延缓肾功能恶化。

【MDT 诊疗思路】

该患者为妊娠重度肾功能不全,属于不宜妊娠范围。妊娠合并肾功能不全的诊治关键在于判断是否可以继续妊娠和孕期肾功能的监测。不良妊娠结局的发生风险与基础肾功能损害的严重程度之间呈正相关。若患者继续妊娠,将进一步加重肾功能损害,加之伴随孕期进展的子痫风险,已严重危及母体安全,故考虑在改善现有病情的基础上尽快终止本次妊娠。若后续确有生育需求,也应在产科 MDT 管理的基础上完善孕前准备,尽量预防不良妊娠结局。

【相关知识点解读】

1. 概念及流行病学　改善全球肾脏病预后组织对 CKD 的定义为:对健康有影响的肾脏结构或者功能异常,持续时间>3 个月。在非妊娠状态下,肾功能损害的指标[1]包括:① 尿白蛋白水平异常:24 h 尿白蛋白定量≥30 mg;白蛋白/肌酐的比值≥30 mg/g;② 尿沉渣异常;③ 肾小管疾病导致的电解质异常和其他异常;④ 组织学证实的肾脏结构异常;⑤ 影像学检查提示肾脏结构异常;⑥ 肾移植病史;⑦ 估算的 GFR 降低,<60 mL/(min·1.73 m²),具体分期见表 7 - 1[2]。

表 7-1　改善全球肾脏病预后组织指南推荐的估算的 GFR 分期

分　期	估算的 GFR[mL/(min·1.73 m²)]	定　义
1 期	≥90	正常或增高
2 期	60~89	轻度下降
3a 期	45~59	轻到中度下降
3b 期	30~44	中到重度下降
4 期	15~29	重度下降
5 期	15	肾衰竭

CKD 是全球性的健康问题,近年来患病率持续上升。全球 CKD 患病率约 13.4%,我国 CKD 患者群约 1.2 亿,因 CKD 的死亡病例数达 3.5 万例/年[3,4]。育龄期女性是 CKD 的好发人群,约 3% 的妊娠女性可能患有 CKD[5]。此类患者多数合并有慢性高血压以及蛋白尿,这些因素均可导致孕期子痫前期的风险增加,从而进一步导致不良妊娠结局的发生。随着对妊娠合并 CKD 围产期保健及并发症认识的深入,意大利、日本、中国、英国等也陆续发布相关指南,用以规范临床处理、改善不良妊娠结局。

2. 妊娠合并 CKD 的管理　妊娠合并 CKD 患者发生不良妊娠风险较高,对于该类患者,各国指南强调建立包括肾脏内科、产科以及新生儿科医生的 MDT 诊疗制度,加强妊娠管理,包括孕前、孕期、分娩期和产后管理,强调 CKD 原发疾病和高血压的控制及相关并发症的处理。

(1) 慢性高血压的控制:慢性高血压会增加合并 CKD 患者不良妊娠结局的风险,因此,应该在孕前将血压控制在正常范围内。孕期可以选择的降压药包括甲基多巴、拉贝洛尔、硝苯地平及肼苯哒嗪。ACEI 类药物由于存在明显的致畸作用,不建议孕期使用。2017 年,我国《慢性肾脏病患者妊娠管理指南》[3]建议孕期目标血压为 130~140/80~90 mmHg。

(2)尿蛋白的控制:妊娠合并 CKD 患者,妊娠期尿蛋白水平与不良妊娠结局密切相关,因此,在妊娠前应尽量将尿蛋白控制在正常范围内。对于孕前使用 ACEI 类药物控制尿蛋白的患者,最好在孕前停药。对严重低蛋白血症者可使用白蛋白。由于妊娠本身即处于血栓前状态,所以,这些患者需要预防静脉血栓形成。目前,对于妊娠合并 CKD 及大量蛋白尿的患者如何进行抗凝治疗尚无明确的指南,根据专家共识,对于血浆白蛋白低于 25 g/L 者,可使用低分子肝素抗凝治疗直至产后 6 周[6]。

(3)透析患者的特殊处理:对于需要规律透析的患者,随着透析时间的延长,活产率增加,早产及小于胎龄儿发生率下降。对于需要透析的终末期肾病患者,叶酸的补充剂量需要加大,孕早期建议每日补充 5 mg。

3. 妊娠合并 CKD 患者不良妊娠结局情况　肾功能正常或轻度受损的 CKD 患者通常妊娠结局良好,活产率可达 90% 以上,但合并 CKD 者仍为妊娠的高危人群。不良妊娠结局的发生风险与基础肾功能损害的严重程度之间呈正相关,即使患者的肾功能基本正常,其发生不良妊娠结局的风险仍高于健康人群。除了基础的肾功能,孕前合并慢性高血压、蛋白尿及合并系统性疾病均是 CKD 患者不良妊娠结局的独立危险因素。

(1)合并 1~2 期 CKD 患者的妊娠结局情况:1~2 期 CKD 患者肾功能正常或轻度受损,这些患者妊娠期间发生子痫前期及高血压、尿蛋白恶化的概率约为 30%。在 1 期 CKD 患者中,即使未合并系统性疾病、尿蛋白及高血压的情况下,整体不良妊娠结局的发生风险仍轻度增加。

(2)合并 3~5 期 CKD 患者的妊娠结局情况:3 期 CKD 患者已有 15%~30% 的肾实质损伤,所以患者肾小球性疾病和系统性疾病发生率较高。相比于 1~2 期 CKD 患者,3 期 CKD 患者妊娠期并发症的发生率明显增加。早期研究显示,3 期 CKD 患者的早产率可高达 75%,且有 50% 发生在孕 34 周前,新生儿入住 NICU 率大于 40%,胎儿死亡率(6%)和小于胎龄儿(34%~37%)风险也明显升高[7]。4~5 期 CKD 患者因为肾功能严重受损,受孕能力也相应下降,因此,对此部分患者的研究比较少,但是这部分患者不良妊娠结局的发生率更高。对此期别的 CKD 患者,早孕期尿蛋白含量与妊娠预后密切相关。少量研究发现,孕早期尿蛋白含量<1 g/24 h 的患者平均分娩孕周约为 34 周,而早孕期尿蛋白含量>1 g/24 h 的患者平均分娩孕周约为 33 周[8]。

综上所述,妊娠合并 CKD 患者为妊娠高危人群,妊娠结局情况决定于肾病分期、肾病类型、是否合并慢性高血压及蛋白尿等多种因素。建立 MDT 诊疗制度对此类患者进行完善的孕期保健,可改善患者的整体妊娠结局情况。

4. CKD 患者妊娠期管理内容　见表 7 - 2[3]。

表 7 - 2　CKD 患者妊娠期管理内容

管理项目	管　理　内　容
血压管理	使用妊娠安全的降压药加强血压控制
	目标血压 130~140/80~90 mmHg
	妊娠早期使用家庭自测血压计,并记录血压
	每次随访时记录血压
药物	免疫抑制剂及 CKD 相关药物选择及调整
	叶酸 5 mg/d
	低剂量阿司匹林(50~100 mg/d),可维持至孕 28 周
	监测并补充钙剂
	肾病综合征或高危血栓患者,推荐使用低分子肝素预防血栓
实验室检查	肾功能:血清肌酐、尿素、肌酐清除率和蛋白尿,根据肾脏病的严重程度和进展,至少每个月检查 1 次
	记录基础尿酸、肝酶、血小板计数和尿蛋白水平,有助于妊娠后怀疑子痫前期时的鉴别诊断
	OGTT,尤其是服用激素或钙调蛋白抑制剂的孕妇
胎儿监测	生物物理学评分
	评估胎儿生长发育情况
	评估胎盘功能(妊娠早期每个月 1 次,妊娠中期每 2 周 1 次,妊娠晚期每周 1 次)

续　表

管理项目	管 理 内 容
分娩	如果病情加重危及胎儿或孕妇时,及时终止妊娠
	必要时给予间断氧疗
	预期<34 周分娩前,给予糖皮质激素促胎肺成熟
	若病情稳定,无产科剖宫产指征,尽可能予阴道分娩
	必要时可给予氢化可的松应激剂量

（雷胜瑶　施君瑶）

++++++++++++++++++++++++ 参考文献 ++++++++++++++++++++++++

［1］阮洁,冯韵霖,刘兴会. 2019 年英国肾脏病协会"妊娠及肾脏疾病"临床实践指南解读［J］. 实用妇产科杂志,2020,36(12)：903－907.

［2］KDIGO. Summary of recommendation statements［J］. Kidney Int Suppl（2011）,2013,3(1)：5－14.

［3］南京总医院,国家肾脏疾病临床医学研究中心. 慢性肾脏病患者妊娠管理指南［J］. 中华医学杂志,2017,97(46)：3604－3611.

［4］刘明波,李镒冲,刘世炜,等. 2010 年中国人群高血压疾病负担［J］. 中华流行病学杂志,2014(6)：680－683.

［5］中华医学会妇产科学分会妊娠期高血压疾病学组. 妊娠期高血压疾病诊治指南（2020）［J］. 中华妇产科杂志,2020,55(4)：227－238.

［6］Ekbom P, Damm P, Feldt-Rasmussen B, et al. Pregnancy outcome in type 1 diabetic women with microalbuminuria［J］. Diabetes care, 2001, 24(10)：1739－1744.

［7］Izmirly PM, Costedoat-Chalumeau N, Pisoni CN, et al. Maternal use of hydroxychloroquine is associated with a reduced risk of recurrent anti-SSA/ro-antibody-Associated cardiac manifestations of neonatal lupus［J］. Circulation：An Official Journal of the American Heart Association, 2012, 126(1)：76－82.

［8］Nevis IF, Reitsma A, Dominic A, et al. Pregnancy outcomes in women with chronic kidney disease：a systematic review［J］. Clinical Journal of the American Society of Nephrology, 2011, 6(11)：2587－2598.

案例 8　妊娠期肾病综合征

【病史】

现病史：患者,29 岁,孕 20^{+2} 周,发现血压增高 3 月余,蛋白尿 1 月余。平素月经规则,末次月经：2022 年 11 月 15 日,预产期：2023 年 8 月 22 日。此次 IVF－ET 辅助受孕,2022 年 12 月 4 日移植 2 枚冻胚,均存活。孕期外院建卡,两胎儿 NT 分别为 1.9 mm、1.3 mm,NIPT 低风险,胎儿系统超声未发现异常。患者孕 12 周时发现血压升高,于当地医院就诊,因血压控制困难建议转诊治疗。患者 2023 年 3 月 3 日(孕 15^{+3} 周) 转至上海某专科医院就诊,门诊测量血压 151/103 mmHg,空腹血糖 5.49 mmol/L,尿蛋白 2+,24 h 动态血压提示舒张压升高,给予拉贝洛尔降压、阿司匹林预防子痫前期治疗,并建议至综合性医院肾内科评估。患者 3 月 6 日(孕 15^{+6} 周) 至某综合性医院肾内科就诊,检查提示：肾功能正常,肾脏免疫指标正常,抗 ENA、抗 ANA、抗 dsDNA 抗体阴性,尿酸增高,尿蛋白 4+,病理性管型阳性,C3 和 C4 均升高,尿白蛋白/肌酐升高,24 h 尿蛋白定量 2.74 g/24 h,眼底检查未见明显异常。患者 4 月 6 日(孕 20^{+2} 周) 来我院就诊,考虑"慢性高血压并发子痫前期"收治入院。患者血压控制不稳定,病情进展快,须尽快全面评估患者病情并明确诊疗方案,因此组织产科 MDT 诊疗。

既往史：否认慢性疾病史,2012 年行子宫下段剖宫产术。

生育史：1－0－0－1,2014 年孕 35 周时因"妊娠期重度高血压"行子宫下段剖宫产术,术中娩一活婴,术顺,产后未规律随访血压情况。

【体格检查】

1. 生命体征　体温 36.7℃,脉搏 82 次/min,呼吸 19 次/min,血压 149/103 mmHg。

2. **查体** 神志清,精神可,行动自如,发育正常,营养中等,皮肤、黏膜无黄染、无淤斑淤点,无贫血貌,颜面部稍水肿。心率 82 次/min,律齐,心肺听诊无异常。腹膨隆,下腹部见陈旧性手术瘢痕,腹软,肝脾肋下未及,双下肢浮肿 2+。生理反射存在,病理反射未引出。

3. **专科检查** 宫高 25 cm,腹围 93 cm,两胎儿听诊胎心分别为 142 次/min、153 次/min,未及宫缩,未行阴道检查。

【实验室检验和辅助检查】

1. 入院时(孕 20^{+2} 周)

(1)感染指标:白细胞 $8.75×10^9$/L,中性粒细胞百分比 68.6%,血红蛋白 104 g/L,血小板计数 $123×10^9$/L,CRP 4.69 mg/L。乙肝两对半、丙肝、HIV、梅毒均阴性。

(2)凝血指标:血浆凝血酶原时间 6.6 秒↓,活化部分凝血活酶时间 35.6 秒,凝血酶时间 16.6 秒,纤维蛋白原 6.22 g/L↑,国际标准化比值 0.78↓,纤维蛋白原降解产物 4.78 μg/mL,D-二聚体 1.1 mg/L↑,血小板聚集率 10.7%,ADP 76.3%。

(3)生化指标:总蛋白 44.2 g/L↓,白蛋白 23.9 g/L↓,丙氨酸氨基转移酶 13 U/L,天冬氨酸氨基转移酶 20 U/L,总胆红素 1.9 μmol/L,直接胆红 0.9 μmol/L,总胆汁酸 3.0 μmol/L,甘胆酸 0.7 mg/L,尿素 13.45 mmol/L↑,肌酐 373 μmol/L↑,尿酸 412 μmol/L↑,估算的 GFR 13 mL/min↓。钾 3.92 mmol/L,钠 136 mmol/L,氯 105.4 mmol/L,钙 1.82 mmol/L,镁 1.61 mmol/L。

(4)尿液指标:尿蛋白 3+,尿微量白蛋白 6 390 mg/L↑,尿肌酐 6 671 μmol/L↑,尿微量白蛋白/肌酐 8 467.64 mg/g↑。

(5)心肌酶谱:肌酸激酶同工酶 0.83 ng/mL,肌红蛋白<21.0 ng/mL,肌钙蛋白-T<0.003 ng/mL,BNP 19 ng/L。

(6)甲状腺功能:FT_3 2.2 pg/mL,FT_4 7.56 μg/dL,TSH 2.25 μIU/mL。

(7)心电图:正常。

(8)胎儿超声:双胎,F1 胎儿头位于下方,双顶径 45 mm(24.1%),头围 165 mm(12.2%),腹围 136 mm(1.8%),股骨长度 28 mm(5.1%),体重

估计 261 g(1.4%)。胎心 160 次/min,脐动脉:S/D 4.6,PI 1.28,RI 0.65。胎盘后壁,胎盘厚度 18 mm,胎盘分级:Ⅰ+级。最大羊水池深度 32 mm。F2 胎儿头位于上方,双顶径 46 mm(36.5%),头围 167 mm(18.3%),腹围 135 mm(1.3%),股骨长度 29 mm(11.8%),体重估计 267 g(2.2%)。胎心 156 次/min,脐动脉:S/D 3.48,PI 1.26,RI 0.63。胎盘后壁,胎盘厚度 17 mm,胎盘分级:Ⅰ+级。最大羊水池深度 34 mm。

2. 入院第 2 日(孕 20^{+4} 周)

(1) 尿液指标:24 h 尿蛋白定量 12.22 g↑。

(2) 免疫指标:抗磷脂抗体 IgG、IgM、狼疮抗凝物、抗核抗体:均阴性。C3、C4:正常。

3. MDT 诊疗当日(孕 20^{+6} 周)

(1) 尿液指标:尿蛋白 4+。

(2) 心肌酶谱:BNP 149 ng/L↑。

(3) 生化指标:总蛋白 47.1 g/L↓,白蛋白 28.8 g/L↓,丙氨酸氨基转移酶 14 U/L,天冬氨酸氨基转移酶 21 U/L,总胆红素 1.9 μmol/L,直接胆红素 1.0 μmol/L,总胆汁酸 6.9 μmol/L,甘胆酸 1.1 mg/L,TG 5.91 mmol/L↑,TC 4.23 mmol/L,血清肌酐 122 mL/min↑,游离脂肪酸 2.28 mmol/L↑,尿素 4.06 mmol/L,肌酐 68 μmol/L,尿酸 336 μmol/L。糖化血红蛋白:4.6%。血浆白蛋白、总蛋白变化趋势见图 8-1。

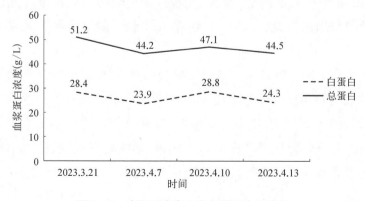

图 8-1　案例 8 患者血浆白蛋白水平变化

(4) 超声心动图:LVEF 66%,左心室收缩功能正常。

（5）胸腹腔超声：双侧胸腔少量积液，腹腔未见积液。

（6）上腹部超声：脾脏体积增大，形态饱满，胰脏显示不清，肝脏、胆囊、双侧肾脏、双侧输尿管及膀胱均未见明显异常。

4. 产后 42 d　尿液指标：尿蛋白阴性。

【MDT 讨论】

1. 肾内科建议　患者孕 12 周时发现血压升高，因此合并慢性高血压可能性大。目前"妊娠期肾病综合征"诊断明确，肾功能正常范围，给予强的松 30 mg/d 口服，不建议大量补充白蛋白，动态监测尿蛋白情况及体重变化。继续妊娠有病情加重、肾功能损害可能，甚至肾功能损害不可逆，需充分告知孕妇及家属继续妊娠的母胎相关风险，知情选择是否继续妊娠。

2. 心内科建议　患者前次妊娠孕晚期因"妊娠期高血压"行子宫下段剖宫产术，本次妊娠孕 12 周产检时发现患者血压偏高，口服拉贝洛尔 100 mg，q8h.，控制血压。患者现孕 20^{+6} 周，收治入院后给予硫酸镁解痉，拉贝洛尔 100 mg（q8h.）联合硝苯地平控释片 30 mg（q.d.）口服降压。若血压仍高，可调节降压药用量积极控制血压。但随妊娠继续可能出现病情持续进展，出现心脑血管意外、心功能异常、心衰，甚至危及母胎生命。

3. 新生儿科建议　患者现孕 20^{+6} 周，胎儿生长受限可能，延长孕周可明显增加新生儿出生后生存能力及减少并发症风险，但早产儿病情变化快，抢救费用昂贵，预后难以预料，胎儿生长受限不排除胎儿先天异常可能。

4. 产科建议　患者的病情近期显著加重，目前已开始出现胎儿生长受限，这表明胎儿宫内环境较差，已经严重影响胎儿发育。患者此次为双胎妊娠，目前孕 20^{+6} 周，随着孕周增大，母体负担将进一步加重。患者已育有一子，充分告知患者及家属目前病情、继续妊娠风险、母胎不良预后可能，待患者及家属考虑后决定是否继续妊娠。

【MDT 结论】

（1）患者目前"慢性高血压并发早发型重度子痫前期""妊娠期肾病

综合征"诊断明确。

（2）给予解痉、降压、镇静、适当补充白蛋白等对症治疗,可考虑给予强的松 30 mg,q.d.,口服,注意监测血压、体重、尿蛋白、肾功能及心功能变化。

（3）现孕 20^{+6} 周,已出现胎儿生长受限,可见已经存在胎盘功能严重不足。根据患者目前病情,虽无即刻终止妊娠的指征,但需充分与患者及家属沟通病情及风险,告知母胎不良预后可能,尊重孕妇及家属意愿。

【最后诊断】

（1）G_2P_1,孕 20^{+6} 周,双胎(头/臀位)。

（2）双绒毛膜双羊膜囊。

（3）慢性高血压并发早发型重度子痫前期。

（4）妊娠期肾病综合征。

（5）胎儿生长受限可能。

（6）妊娠合并瘢痕子宫(剖宫产术史)。

（7）妊娠合并轻度贫血。

（8）低蛋白血症。

【治疗经过】

经充分告知病情后,患者及家属决定行引产术终止妊娠。2023 年 4 月 12 日行依沙吖啶羊膜腔内注射引产术,4 月 14 日顺利娩出 2 死胎,产后出血少,血压控制可。患者出院后肾内科及心血管内科门诊随访,产后 42 d 复查血压仍偏高,尿蛋白阴性,继续口服降压药控制血压。

【MDT 诊疗思路】

从患者起病时间和病情严重程度来看,患者可能孕前即存在慢性高血压未予重视,妊娠加重了对肾小球的损伤从而导致大量蛋白尿。本案例诊疗的难点在于继续妊娠还是终止妊娠。患者目前没有终止妊娠的明确指征,但由于孕周尚小,继续妊娠存在较大的风险,母胎不良结局可能性大。患者及家属在产科 MDT 诊疗后最终决定终止妊娠,避免了严重的不良妊娠结局。

【相关知识点解读】

1. 概念及流行病学　妊娠期肾病综合征(nephrotic syndrome in pregnancy, NSP)的临床表现除具有子痫前期的临床表现外,还具有肾病综合征的特点:大量尿蛋白(>3.5 g/24 h)、低蛋白血症(<30 g/L)、高度水肿和血脂升高。NSP 发病率约 0.028%,占子痫前期的 18%[1-3]。赵雪竹[4]提出 NSP 是除了溶血肝功能异常血小板减少综合征(简称"HELLP综合征")以外的重度子痫前期的另一种特殊类型。这部分患者需要及早进行 MDT 诊疗,以确保早期诊断、治疗以改善母胎结局,必要时需及时终止妊娠。

2. NSP 对母胎的影响　研究显示,对于 NSP 患者,即使没有明显的肾损害和难以控制的高血压,其发生母胎并发症如子痫前期、早产、胎儿生长受限和低出生体重儿等的风险仍较高。此外,蛋白尿的严重程度与母胎不良结局显著相关[5],NSP 的肾脏损害明显,导致大量蛋白丢失引起严重的低蛋白血症,继而引发组织水肿和血容量降低,易发生宫缩乏力、产后出血、高血脂及血栓形成等。NSP 的母胎并发症发生率高,因此需要综合病情的发展来决定继续妊娠还是适时终止妊娠。

3. NSP 与子痫前期的鉴别诊断　原发性肾脏疾病或继发于全身性疾病的肾脏疾病及子痫前期都同时出现高血压和蛋白尿的表现。所以,对于妊娠 20 周前同时出现高血压和 NSP 范围的蛋白尿患者除了考虑慢性高血压并发子痫前期的诊断,还应考虑由原发性/继发性肾小球疾病导致的 NSP。两者的鉴别诊断非常重要,会直接影响治疗方案和妊娠决策。肾小球疾病可能需要肾活检和疾病特异性治疗;而对于子痫前期,最终治愈的方法是终止妊娠。实际上想要准确区分两者是很困难的,妊娠期间进行肾活检的安全性缺乏证据,因此一般极少操作。一项回顾性研究纳入 104 例妊娠期蛋白尿达到肾病范围的患者,并做了产后评估,发现 60%患者诊断为单纯子痫前期、9% 为并发子痫前期、9% 为新确诊肾病、6% 为既存肾病致蛋白尿加重(无高血压),还有 1% 为单纯妊娠期蛋白尿[6]。

4. NSP 的治疗方案 目前,NSP 的治疗措施主要包括:① 改善子痫前期相关症状,包括解痉、降压、镇静、预防子痫发作;② 蛋白支持疗法,通过输注白蛋白以改善胶体渗透压,不建议大量补充白蛋白,否则可能会加重肾功能损害;③ 抗凝剂预防血栓形成,大量蛋白流失导致机体血容量不足,易出现高脂血症及血液高凝状态,增加血栓发生风险;④ 糖皮质激素能够改善免疫功能,促进细胞膜的稳定性,并且治疗剂量下的糖皮质激素对胎儿无致畸风险,使其在临床应用中展示出较好的疗效,但应尽可能以病理诊断为指导。必要时,则需要综合考量孕周及肾脏受损的严重程度,决定是否行肾活检明确病变类型。虽然药物治疗对于控制 NSP 病情的进展具有一定的效果,但是,仍有部分患者可能会因病情得不到有效控制而不得不终止妊娠,因此,终止妊娠也是避免不良妊娠结局的有效措施。

5. 妊娠期蛋白尿的病因 见表 8-1[7]。

表 8-1 妊娠期蛋白尿的病因

疾病分类	疾 病
原发于肾脏疾病	IgA 肾病、微小病变肾病、膜性肾病、局灶节段性肾小球硬化、原发性肾小球肾炎、过敏性间质性肾炎、多囊肾
继发于系统性疾病	子痫前期、糖尿病肾病、狼疮性肾炎(弥漫性增生性、局灶性增生性、膜性)、高血压肾硬化、TTP、感染相关肾小球疾病(如艾滋病,乙型、丙型肝炎)、系统性血管炎、多发性骨髓瘤、慢性膀胱输尿管反流、抗磷脂综合征、症状性尿路梗阻

(郭彦彦 李小娜)

参考文献

[1] 刘伍芬.妊娠期肾病综合征 30 例分析[J].内蒙古中医药,2011,30(10):53-54.

[2] Cohen AW, Burton HG. Nephrotic syndrome due to preeclamptic nephropathy in a hydatidiform mole and coexistent fetus[J]. Obstet Gynecol, 1979, 53(1): 130-134.

[3] Brady TB, Mitra AG. Normalization of maternal serum alpha-fetoprotein levels after 23 weeks' gestation in an NPHS1 nephrotic syndrome carrier pregnancy[J]. Prenat Diagn, 2011, 31(13): 1314-1316.

[4] 赵雪竹.妊娠期肾病综合征 1 例分析[J].中国医学创新,2010,7(36):196.

[5] De Castro I, Easterling TR, Bansal N, et al. Nephrotic syndrome in pregnancy poses

risks with both maternal and fetal complications[J]. Kidney Int, 2017, 91(6): 1464 – 1472.

[6] Brown RA, Kemp GJ, Walkinshaw SA, et al. Pregnancies complicated by preeclampsia and non-preeclampsia-related nephrotic range proteinuria[J]. Obstet Med, 2013, 6(4): 159 – 164.

[7] Thadhani RI, Maynard SE. Proteinuria in pregnancy: diagnosis, differential diagnosis, and management of nephrotic syndrome[EB/OL]. https://www. uptodate. cn/contents/ proteinuria-in-pregnancy-diagnosis-differential-diagnosis-and-management-of-nephrotic-syndrome?search = Proteinuria%20in%20pregnancy%3A%20diagnosis%2C%20differential% 20diagnosis%2C%20and%20management%20of%20nephrotic%20syndrome&source = search_result&selectedTitle = 1%7E150&usage_type = default&display_rank = 1[2023 – 06 – 06].

【病史】

现病史：患者，39 岁，G_2P_1，孕 32 周，发热 20 余天，下腹痛 1 h。平素月经规则，末次月经：2021 年 6 月 27 日，预产期：2022 年 4 月 5 日。此次自然受孕，孕期不规则产检。患者 20 余天前无明显诱因下出现发热，体温最高 38.5℃，无咳嗽、咳痰、腹痛、腹泻、阴道流血流液等其他症状，至当地医院就诊，检验提示：白细胞 6.01×10^9/L，中性粒细胞百分比 77%，CRP 15 mg/L，降钙素原 0.937 ng/mL，丙氨酸氨基转移酶 154 U/L，尿蛋白+，给予哌拉西林、头孢哌酮及帕拉米韦等抗感染治疗。因治疗后体温持续不降，遂转至我院急诊。急诊查体：体温 38.2℃，脉搏 84 次/min，血压 120/64 mmHg，面部可见多发皮疹，未及宫缩，胎心正常。急诊予抗感染、补液、保肝等治疗 4 d。1 h 前患者因出现规律下腹痛收入产科病房。

入院后行胎心监护提示规律宫缩，考虑患者为"妊娠合并瘢痕子宫"急诊在全身麻醉下行剖宫产术，术中娩出一活婴，出生体重 1 350 g，Apgar 评分 5 - 6 - 6 分，术中出血 300 mL，术后因患者一般情况差，未拔除气管插管，转 ICU 加强监护。

术后第 1 日，患者镇静中，气管插管辅助通气。血常规提示：血红蛋白 77 g/L，血小板 45×10^9/L，予输注红细胞悬液 4 U、补充白蛋白、保肝、抗感染等治疗。术后第 2 日，患者清醒后拔除气管插管。复查血常规：血红蛋白 83 g/L，血小板 29×10^9/L，给予重组人血小板生成素升血小板治疗。术后第 3 日，患者仍有发热，体温 38.5℃，脉搏 120 次/min，血压 110/70 mmHg，复查血常规提示血红蛋白 69 g/L，血小板降至 19×10^9/L，C3 0.43 g/L。免疫指标：ANA 1∶1 000 阳性，抗 Sm 抗体 1∶322 阳性，RNP 抗体 1∶166 阳性，其余 ACA 谱、抗肌炎抗体谱、抗中性粒细胞胞质抗体谱及血管炎抗体谱未见异常。ICU 确诊为"妊娠合并系统性红斑狼疮"，给予甲泼尼龙 40 mg，b.i.d.，美罗培南 1.0 g，q8h.，静滴等抗感染治疗，同时输注单采血小板 1 U、红细胞悬液 2 U、血浆 200 mL。当晚 20：00，患者突发呼吸困难，血氧饱和度降至 75%，予紧急气管插管，吸氧后氧饱和度 93%。术后第 4 日，患者镇静状态，体温 38.4℃，复查血常规：白细胞 8.38×10^9/L，血红蛋白 71 g/L，血小板 40×10^9/L。现为进一步优化治疗方案组织产科 MDT 诊疗。

既往史：20 年前剖宫产 1 次，否认其他手术史，否认慢性疾病史，无家族性及遗传性疾病史。

生育史：1－0－0－1，患者 20 年前因"社会因素"足月剖宫产分娩一男婴，出生体重 3 500 g，现体健。

【体格检查】

1. 生命体征　体温 38℃，脉搏 102 次/min，呼吸 20 次/min，血压 142/99 mmHg，氧饱和度 93%。

2. 查体　患者镇静中，贫血貌，面部多发红色斑疹，双肺呼吸音粗，双肺底可闻及少许湿啰音。心率 102 次/min，律齐，未闻及杂音。腹稍隆，腹部切口干燥无渗出，肝脏肋下未及。双下肢浮肿+++。留置导尿畅，尿色清。

3. 专科检查　双乳无肿胀，无乳汁分泌。宫底脐耻之间，质硬。阴道少量出血，暗红色。

【实验室检验及辅助检查】

1. 术前（孕 32 周）

（1）感染指标：白细胞 8.15×10^9/L，中性粒细胞百分比 79.6%，血红蛋白 96 g/L↓，血小板 44×10^9/L↓，CRP 15.2 mg/L↑。降钙素原 0.937 ng/mL↑。

（2）凝血功能：血浆凝血酶原时间 14.4 秒，活化部分凝血活酶时间 59 秒，凝血酶时间 25.5 秒，纤维蛋白原 1.81 g/L。

（3）生化指标：谷丙转氨酶 86 U/L↑，谷草转氨酶 238 U/L↑，尿素 4.99 mmol/L，肌酐 71 μmol/L，尿酸 450 μmol/L↑。

（4）尿液指标：尿蛋白 2+↑，白细胞 15 个/高倍镜视野↑。

（5）产科超声：胎儿体重估计 1 300 g，胎心 197 次/min，羊水深度 11.9 cm。

（6）上腹部超声：未见异常。

（7）CT：胸部 CT 双肺炎症表现，腹部 CT 平扫少量积液，余无殊。

2. 术后第 3 日

（1）免疫指标：C3 0.43 g/L↓，ANA 1∶1 000↑，抗 Sm 抗体 1∶322↑，抗 RNP 抗体 1∶166↑。

（2）其余 ACA 谱、抗肌炎抗体谱、抗中性粒细胞胞质抗体谱及血管炎抗体谱未见异常。

【MDT 讨论】

1. 风湿免疫科建议　患者有面部红斑，结合患者的辅助检查，"系统性红斑狼疮"诊断成立。辅助检验提示血小板减少、低蛋白血症、肺部感染、肝功能异常、尿蛋白阳性、脓尿，提示重度系统性红斑狼疮（systemic lupus erythematosus, SLE），合并细菌感染不能除外，因此建议以下处理方案：① 继续美罗培南等抗感染治疗；② 继续甲泼尼龙治疗，建议增加治疗剂量至 80 mg，b.i.d；③ 加用丙种球蛋白治疗；④ 予升血小板药物、保护胃黏膜等对症支持治疗；⑤ 建议加用羟氯喹，患者存在肝功能不全，羟氯喹应慎用，同时监测肺部感染有无加重。

2. 血液科建议　患者全身无出血点，虽血常规提示重度血小板减少，但凝血功能可以维持。患者"重度系统性红斑狼疮"诊断明确，同意风湿免疫科加用丙种球蛋白治疗意见，甲泼尼龙控制 SLE 同时给予积极抗感染治疗。若病情允许，可行骨髓穿刺+活检排查血液系统疾病。

3. 产科建议　该患者发热 20 余天，在外院经抗感染治疗后无好转转入我院。来院时患者病情表现主要以高热和血小板减少为主要特征。发热常见原因主要有感染、恶性肿瘤及自身免疫疾病，妊娠期若单纯血小板减少应首先考虑特发性血小板减少，其次与妊娠相关的有急性脂肪肝、重度子痫前期、HELLP 综合征等，与妊娠无关的包括自身免疫疾病、血液系统疾病等。该患者高热伴血小板减少应首先考虑自身免疫性疾病，入院后我院虽已积极行剖宫产术终止妊娠,并完善自身免疫等相关指标,明确诊断 SLE,但患者病情仍存在诊断延误、激素使用延迟的情况。目前除继续使用甲泼尼龙治疗外,同意加用丙种球蛋白,注意肺部感染及可能继发的真菌感染情况。

4. ICU 建议　同意以上各科建议,拟继续美罗培南抗感染、甲泼尼龙治疗,加用丙种球蛋白,密切随访血常规、凝血功能、24 h 尿蛋白定量、SLE 相关免疫指标等,根据指标决定红细胞悬液、血浆及血小板输入治疗量,同时给予加强营养、护胃、保肝、补液等对症支持治疗。患者属于重度 SLE,同意风湿免疫科使用羟氯喹联合治疗的建议,用药期间注意监测肝功能和感染指标。

【MDT 结论】

（1）患者"妊娠合并重度系统性红斑狼疮"诊断明确。

（2）继续美罗培南等抗感染,增加静滴甲泼尼龙至 80 mg,b.i.d.,输注丙种球蛋白、红细胞悬液及血小板治疗。经讨论决定使用羟氯喹联合治疗。

（3）治疗期间密切随访血常规、凝血功能、24 h 尿蛋白定量、SLE 相关免疫指标、肺部 CT 等。

（4）注意患者体温、生命体征变化。

【最后诊断】

（1）G_2P_2,孕 32 周,剖宫产术后。

（2）妊娠合并系统性红斑狼疮（重度）。

（3）子痫前期。

（4）妊娠合并瘢痕子宫。

（5）早产。

（6）胎儿生长受限。

【治疗经过】

经抗感染、免疫抑制、激素抗炎等治疗后,患者恢复神志,生命体征逐渐平稳,体温逐渐下降,各项检查指标逐渐趋于正常范围。共计输注红细胞悬液 17.5 U,血浆 2 600 mL,单采血小板 3 U。术后第 50 日,患者生命体征平稳,腹部切口愈合良好,痊愈出院。

【MDT 诊疗思路】

SLE 是一种累及全身多个系统的自身免疫性疾病,临床表现多样,对于妊娠期首次出现的临床不典型表现,其诊断存在困难。若疾病进展迅速,须尽快明确有效方案以控制病情。因此,产科医生不仅需要时刻警惕自身免疫性疾病,还应利用 MDT 诊疗明确诊断和治疗方案,争取及早控制病情。

【相关知识点解读】

1. 概念及流行病学　SLE 以免疫性炎症为主要表现,以全身多系统多脏器受累、反复复发与缓解为主要临床特点。常见症状包括面部皮疹、关节痛、发热、贫血等。SLE 好发于育龄期女性,65% 的患者在 16~55 岁发病。依据《2020 中国系统性红斑狼疮诊疗指南》,SLE 患病率地域差异较大,全球 SLE 患病率为 0~241/10 万,中国大陆地区患病率约为 30~70/10 万,男女患病比为 1∶10~12[1]。

既往认为 SLE 是妊娠的禁忌证,但随着 SLE 诊疗水平的不断进步,大多数 SLE 患者可以成功妊娠与分娩。由于妊娠期间 SLE 患者体内激素水平的改变、自身抗体引起的免疫紊乱和病理生理变化、炎症因子和血管因子的增加等,SLE 患者在妊娠期间会出现疾病复发或反复,导致一系列不良妊娠结局。SLE 患者妊娠相关并发症如复发性流产、胚胎停育、早产、先天性心脏传导阻滞、胎儿生长受限、胎死宫内等均显著高于非 SLE 患者,且与非 SLE 患者比,SLE 孕产妇病死率升高超过 20 倍[2]。因此,加强 SLE 患者生殖与妊娠管理,规范 SLE 患者围妊娠期监测与治疗,提高妊娠成功率、降低母婴病死率已迫在眉睫。

2. SLE 的诊断标准　2012 年系统性红斑国际狼疮研究临床协作组(Systemic Lupus International Collaborating Clinics, SLICC) SLE 诊断标准见表 9 - 1[3]、2019 年欧洲抗风湿病联盟(European League Against Rheumatism, EULAR)/美国风湿病学会(American College of Rheumatology, ACR) SLE 诊断标准见表 9 - 2[4]。

表 9-1　2012 年 SLICC SLE 诊断标准

诊断标准	分　类　标　准
临床标准	(1) 急性或亚急性皮肤狼疮 (2) 慢性皮肤狼疮 (3) 口腔、鼻溃疡 (4) 不留瘢痕的脱发 (5) 炎症性滑膜炎、内科医生观察到的两个或两个以上关节肿胀或伴晨僵的关节触痛 (6) 浆膜炎 (7) 肾脏：用尿蛋白/肌酐比值（或 24 h 尿蛋白）算，至少 500 mg 蛋白/24 h，或有红细胞管型 (8) 神经系统：癫痫发作、精神病、多发性单神经炎、脊髓炎、外周或颅神经病变、脑炎、急性精神错乱状态 (9) 溶血性贫血 (10) 至少一次白细胞减少（<4×10⁹/L）或淋巴细胞减少（<1×10⁹/L） (11) 至少一次血小板减少（<100×10⁹/L）
免疫学标准	(1) ANA 高于实验室参考值范围 (2) 抗 ds-DNA 抗体高于实验室参考值范围（酶联免疫吸附分析法除外，用此法检测，需两次高于实验室参考值范围） (3) 抗 Sm 抗体阳性 (4) 抗磷脂抗体：① 狼疮抗凝物阳性；② 梅毒血清学试验假阳性；③ 抗心磷脂抗体至少两倍正常值或中高滴度；④ 抗 β2 糖蛋白 1 阳性 (5) 低补体：① 低 C3；② 低 C4；③ 低 CH50 (6) 在无溶血性贫血者，直接库姆斯试验阳性
诊断标准	满足以下任意一条： (1) 患者满足分类标准中的 4 条，其中包括至少一条临床标准和一条免疫学标准 (2) 有活检证实的狼疮肾炎，伴有 ANA 阳性或抗 ds-DNA 抗体阳性

表 9-2　2019 年 EULAR/ACR SLE 诊断标准

入围标准	ANA≥1∶80	
诊断标准	总分≥10 分且伴有至少一项临床表现	
临床表现	指　　标	评分（分）
全身状况	发热>38.3℃	2
血液系统	白细胞减少<4×10⁹/L 血小板减少<100×10⁹/L 溶血性贫血	3 4 4
神经系统	谵妄 精神异常 癫痫	2 3 5

续　表

皮肤黏膜	非瘢痕性脱发	2
	口腔溃疡	2
	亚急性皮肤狼疮	4
	急性皮肤狼疮	6
浆膜腔	胸腔积液或心包积液	5
	急性心包炎	6
肌肉骨骼	关节受累	6
肾脏	蛋白尿>0.5 g/24 h	4
	肾活检：Ⅱ或Ⅴ型 LN	8
	肾活检：Ⅲ或Ⅳ型 LN	10
实验室检测	指　标	得分
抗磷脂抗体	ACA 或抗 β‑2GP1 抗体阳性或狼疮抗凝物阳性	2
补体	低 C3 或低 C4	3
	低 C3 和低 C4	4
特异抗体	抗 ds‑DNA 抗体阳性或抗 Sm 抗体阳性	6

注：所有的标准,不需要同时发生;在每个记分项,只计算最高分。

3. SLE 的病情分级　根据 EULAR 提出的《SLE 病情活动程度评分2000》(*Systemic Lupus Erythematosus Disease Activity Index 2000*, SLEDAI‑2000)标准(表 9‑3),即基本无活动为 0~4 分,轻度活动为 5~9 分,中度活动为 10~14 分,重度活动为 SLEDAI‑2000≥15 分[5],本案例患者 SLEDAI‑2000 标准评分 15 分,属于重度活动 SLE。

表 9‑3　SLEDAI‑2000 标准

编号	评分项目	病　情　描　述	评分(分)
1	惊厥	近期发作,除外代谢、感染、药物原因	8
2	精神症状	严重认知障碍干扰正常生活,除外尿毒症、药物影响	8
3	器质性脑病综合征	智力的改变伴有定向力、记忆力或其他智力功能的损害并出现反复不定的临床症状,至少同时有以下两项:感觉紊乱,不连贯的松散语言、失眠或白天嗜睡、精神运动性活动增加或减少。除外感染、代谢、药物所致	8

续　表

编号	评分项目	病　情　描　述	评分（分）
4	视觉障碍	SLE 视网膜病变,除外高血压、感染、药物所致	8
5	颅神经病变	累及颅神经的新出现的感觉、运动神经病变	8
6	狼疮性头痛	严重持续性头痛、麻醉性止痛药无效	8
7	脑血管意外	新出现的脑血管意外,应除外动脉硬化	8
8	血管炎	溃疡、坏疽、有触痛的手指小结节、甲周碎片状梗塞、出血或经活检、血管造影证实	8
9	关节炎	2 个以上关节痛和炎症体征(压痛、肿胀、积液)	4
10	肌炎	近端肌痛或无力伴肌酸磷酸激酶升高,或肌电图改变,或活检证实	4
11	管型尿	出现颗粒管型或红细胞管型	4
12	血尿	红细胞>5 个/高倍镜视野,除外结石、感染和其他原因	4
13	蛋白尿	>0.5 g/24 h、新出现或者近期增加	4
14	脓尿	白细胞>5 个/高倍镜视野,除外感染	4
15	脱发	新出现或复发的异常斑片状或弥漫性脱发	2
16	新皮疹	新出现或复发的炎症性皮疹	2
17	黏膜溃疡	新出现或复发的口腔或鼻黏膜溃疡	2
18	胸膜炎	胸膜炎性胸痛伴胸膜摩擦音、渗出或胸膜肥厚	2
19	心包炎	心包痛或心包摩擦音或心包积液(心电图或超声心动图证实)	2
20	低补体	CH50、C3、C4 低于正常值	2
21	抗 ds - DNA 抗体升高	>25%(法尔试验)或高于检测范围	2
22	发热	>38℃,除外感染因素	1
23	血小板减少	<100×10^9/L	1
24	白细胞减少	<3.0×10^9/L,排除药物所致	1

4. **妊娠合并 SLE 的治疗**[2]　虽然妊娠期间大多数患者的病情复发为轻度,表现为皮疹、关节炎、轻度贫血、轻度血小板减少、少量尿蛋白、补

体减低等,但近30%的患者可出现严重复发,尤其是一些重要脏器受累,导致不良妊娠结局,因此根据疾病复发或加重的严重程度分层精准治疗是提高SLE患者妊娠成功率、减少药物不良反应的关键。

指南指出:① 对于病情轻度活动者,推荐使用小剂量非含氟类糖皮质激素(泼尼松≤20 mg, q.d.)治疗,可联用免疫抑制剂,以减少糖皮质激素在妊娠期的累积剂量,降低发生长期不良反应的风险;② 对于病情中重度活动者,推荐使用相当于泼尼松1 mg/kg(q.d.)的非含氟类糖皮质激素或甲泼尼龙冲击治疗,同时联合免疫抑制剂治疗。

与常规治疗剂量的糖皮质激素相比,大剂量糖皮质激素冲击治疗可快速控制病情,其不良反应发生率并未显著升高。因此,使用糖皮质激素和免疫抑制剂时应根据患者疾病活动度、妊娠周数等对剂量进行酌情调整。大于10 mg(q.d.)泼尼松(或相当剂量)的糖皮质激素剂量可增加早产、胎膜早破和胎儿生长受限的发生风险,因此病情控制后应尽快将糖皮质激素减至最小有效剂量。静脉注射用人免疫球蛋白是妊娠期可选择应用的治疗方案,以改善部分SLE患者的血液系统及肾脏损害。

(汝　萍　季玉琴)

参考文献

[1] 中华医学会风湿病学分会国家皮肤与免疫疾病临床医学研究中心,中国系统性红斑狼疮研究协作组.2020中国系统性红斑狼疮诊疗指南[J].中华内科杂志,2020,59(3):172-185.

[2] 国家皮肤与免疫疾病临床医学研究中心,国家妇产疾病临床医学研究中心,中国风湿免疫病相关生殖及妊娠研究委员会,等.2022中国系统性红斑狼疮患者生殖与妊娠管理指南(精简版)[J].中华妇产科杂志,2022,57(11):801-808.

[3] Petri M, Orbai AM, Alarcón GS, et al. Derivation and validation of the systemic lupus international collaborating clinics classification criteria for systemic lupus erythematosus[J]. Arthritis Rheum, 2012, 64(8):2677-2686.

[4] Aringer M. EULAR/ACR Classification Criteria for SLE[J]. Semin Arthritis Rheum, 2019, 49(3S):S14-S17.

[5] Gladman DD, Ibañez D, Urowitz MB. Systemic Lupus Erythematosus Disease Activity Index 2000[J]. J Rheumatol, 2002, 29(2):288-291.

案例 10 妊娠合并重症肺炎

【病史】

现病史：患者，30岁，G_1P_0，孕 35^{+6} 周，发热 2 d。平素月经规则，末次月经：2022 年 10 月 20 日，预产期：2023 年 7 月 27 日。此次自然妊娠，孕 12 周我院建卡，胎儿 NT 2.0 mm，NIPT 低风险，胎儿系统超声未见异常，OGTT 4.6-10.0-8.5 mmol/L，诊断"妊娠期糖尿病"，给予饮食结合运动控制血糖，孕期血糖控制可。近期无腹痛、阴道出血、皮肤瘙痒等不适。2023 年 6 月 20 日（孕 34^{+5} 周）因右下腹痛入院，给予硫酸镁静滴治疗后右下腹痛缓解。6 月 24 日（孕 35^{+2} 周）患者出现发热，体温 38.2~39.0℃，轻微咳嗽、少痰，给予对乙酰氨基酚对症治疗，因白细胞、中性粒细胞、CRP、降钙素原均升高，予邦达静滴抗感染治疗。胎心监护提示胎儿心动过速（胎心基线持续 180~190 次/min），有加速，变异可。6 月 28 日（孕 35^{+6} 周）患者仍反复发热，体温 37.9~38.5℃，诉夜间不能平卧，胎心监护仍提示胎儿心动过速（胎心基线 175 次/min，加速不满意）。充分知情告知后孕妇及家属要求行子宫下段剖宫产术终止妊娠。手术顺利，术中患者曾出现一过性氧饱和度下降至 90%，术后仍发热，伴胸闷、呼吸困难，心电监护提示心率 100 次/min，呼吸 25 次/min，氧饱和度 85%~90%（鼻导管吸氧后），予转入 ICU 并组织产科 MDT 诊疗。

既往史：否认慢性疾病史，否认手术外伤史。

生育史：已婚未育，0-0-0-0。

【体格检查】

1. 生命体征　体温 37.9℃，脉搏 105 次/min，呼吸 19 次/min，血压

125/78 mmHg,氧饱和度(机械通气下)98%。

2. 查体　神志清,精神萎,营养中等,身高 157 cm,孕前体重 48.9 kg,BMI 19.8 kg/m²。心率 105 次/min,双肺呼吸音粗,未闻及明显干湿啰音。腹软,无压痛、反跳痛及肌卫。双下肢无浮肿。

3. 专科检查　下腹软,宫底平脐,质中。下腹部切口干洁,无渗出。阴道出血少。

【实验室检验和辅助检查】

1. 入院时(孕 34⁺⁵ 周)

(1)感染指标:白细胞 6.09×10⁹/L,中性粒细胞百分比% 79%,血红蛋白 102 g/L,血小板 576×10⁹/L,CRP 29.76 mg/L↑,SAA>288 mg/L↑。

(2)凝血指标:血浆凝血酶原时间 8.3 秒,凝血酶时间 15.4 秒,国际标准化比值 0.95,纤维蛋白原 6.18 g/L,纤维蛋白原降解产物 5.64 μg/mL,D-二聚体 0.642 mg/L。

(3)生化指标:丙氨酸氨基转移酶 63 U/L,天冬氨酸氨基转移酶 42 U/L,总胆红素 12 μmol/L,总蛋白 79 g/L,白蛋白 37 g/L。肌酐 25 μmol/L,尿素 2.9 mmol/L,尿酸 275 μmol/L。

(4)血脂指标:TG 4.85 mmol/L,TC 6.2 mmol/L。

(5)尿液指标:阴性。

(6)上腹部超声:脂肪肝、脾稍大。

(7)产科超声:单胎,臀位,双顶径 86 mm,枕额径 116 mm,头围 326 mm,腹围 302 mm,股骨长度 69 mm,肱骨长度 59 mm,羊水指数 90 mm,胎儿估重 2 538±371 g。

(8)心电图:正常,窦性心律。

(9)超声心动图:心内结构及血流未见明显异常,左心室收缩功能正常。

2. 剖宫产术前(孕 35⁺⁶ 周)

(1)感染指标:白细胞 5.37×10⁹/L,中性粒细胞百分比 84.9%,血红蛋白 99 g/L,血小板 531×10⁹/L,CRP 82.82 mg/L↑,SAA>288 mg/L↑。降钙素原:0.461 ng/mL↑。

（2）病原体培养：血培养阴性，痰培养阴性，血液二代测序（next-generation sequencing，NGS）阴性。

（3）病原体抗体检测：甲型流感病毒、乙型流感病毒、呼吸道合胞病毒阴性，新冠病毒核酸抗体阳性↑。

（4）心肌酶谱：肌酸激酶同工酶 0.4 ng/mL，肌红蛋白<21.0 ng/mL，肌钙蛋白-T 0.005 ng/mL，BNP 106 g/L。

（5）免疫指标：均阴性。

（6）肺部 CT：两肺散在炎症，结核不除外。右肺上叶斜裂胸膜下局部实变，右侧胸壁胸膜增厚，局部粘连，右侧胸腔少量积液。

3. 剖宫产术后当日　γ 干扰素半定量检测阳性↑。

【MDT 讨论】

1. 呼吸内科建议　该患者有反复高热，CRP 升高，胸部 CT 提示肺炎改变，肺结核不除外。新冠病毒核酸抗体阳性，QFT 阳性，新冠病毒感染合并结核性肺炎诊断基本明确。患者近 2 年有反复咳嗽症状，建议进一步完善结核相关检查，包括痰液结核涂片、培养，必要时支气管镜灌洗检查。患者出现气促、低氧血症，需机械辅助通气，可补充诊断：重症肺炎、急性呼吸窘迫综合征。处理：① 继续机械辅助呼吸纠正低氧血症，俯卧位通气；② 给予广谱抗病毒、抗细菌、抗结核治疗；③ 完善细胞因子、病原学检查；④ 检测动脉血气，保持酸碱平衡；⑤ 低分子肝素抗凝治疗；⑥ 祛痰、抑酸、护胃等对症支持治疗，加强营养支持；⑦ 患者合并结核性肺炎，建议转至公共卫生中心等定点医院诊治。

2. 心内科建议　结合患者病情及辅助检查，目前诊断重症肺炎，呼吸衰竭，新冠病毒感染明确，患者病情危重，心肌酶升高，但心电图和超声心动图未见明显异常，建议动态监测心肌酶及超声心动图等检查。

3. ICU 建议　患者出现发热、气促、持续性的低氧血症，转入 ICU 后完善相关检查，超声心动图、心电图未见异常，可初步排除肺栓塞。肺部 CT 提示肺部炎症，结核性肺炎不除外，新冠病毒抗体阳性，γ 干扰素半定量检测阳性，治疗上同意呼吸科建议，在完善检查后给予抗感染、抗病毒、抗结核治疗，必要时建议联合甲泼尼龙激素冲击等治疗，机械辅助呼吸纠正低氧血症。该患者为孕产妇,病情危重,必要时转至有条件的定点医院进一步治疗。

4. 产科建议　患者现产后,转入 ICU 后予气管插管、机械辅助呼吸治疗,"重症肺炎、急性呼吸窘迫综合征"诊断明确,同意以上各科建议,同时需注意患者子宫收缩、阴道出血及腹部伤口愈合情况,注意产后低分子肝素抗凝治疗。

【MDT 结论】

目前"重症肺炎、急性呼吸窘迫综合征"诊断明确,病因考虑新冠病毒感染合并结核性肺炎,给予抗感染、抗病毒、抗结核治疗,必要时甲泼尼龙激素冲击治疗,机械辅助呼吸纠正低氧血症。

患者为孕产妇,考虑病情危重,即刻启动危重孕产妇抢救流程,拟转运至公共卫生中心进一步治疗。

【最后诊断】

(1) G_1P_1,孕 35^{+6} 周,剖宫产术后。

(2) 妊娠合并重症肺炎(新冠病毒感染,结核性肺炎)。

(3) 急性呼吸窘迫综合征。

【治疗经过】

患者剖宫产术后转入 ICU,进一步完善检查后诊断"重症肺炎(新冠病毒感染,结核性肺炎)、急性呼吸窘迫综合征",予启动危重孕产妇抢救流程并予转入公共卫生中心进一步诊治。患者转院后持续机械通气,给予抗结核、抗感染治疗,持续俯卧位。产后 2 周患者移除机械通气,后痊愈出院。

【MDT 诊疗思路】

患者孕晚期出现持续发热、咳嗽,原则上应尽早行胸部 CT 检查排查肺炎,但医生及患者均易对 CT 检查的安全性存在顾虑,往往在孕期推迟或拒绝 CT 检查,从而延误病情。

　　该患者病情危重、复杂,肺部感染病原菌为新冠病毒合并结核分枝杆菌,因此 MDT 诊疗后及时进行危重孕产妇的上报和转诊是一种合理的选择。

【相关知识点解读】

　　1. 概念及流行病学　　重症肺炎是指因不同病因、不同病原菌、在不同场合所导致的肺组织(细支气管、肺泡、间质)发生炎症并逐渐恶化,导致器官功能障碍甚至危及生命的疾病[1]。重症肺炎的特点是发病迅速、并发症多样且病死率高,可达 30%～50%[1]。妊娠期女性由于免疫抑制状态和免疫力降低,一旦发展为重症肺炎,将严重威胁母婴安全。

　　妊娠合并重症肺炎与非妊娠期肺炎的发病率相似,为 0.78‰～2.7‰,这表明妊娠不会增加肺炎的发病率[2]。不同国家和地区的数据略有不同,但总体趋势相似。重症肺炎在妊娠期间更容易导致呼吸衰竭和严重并发症,对孕妇和胎儿都有潜在的危险。研究表明,妊娠合并重症肺炎可引起诸多并发症,包括心肌损伤、肝功能不全、水电解质紊乱和肾功能不全等。机械通气是治疗妊娠合并重症肺炎的必要手段之一。然而,即使使用机械通气,仍然有一定比例的孕妇死亡[3]。因此,妊娠期预防和及时治疗重症肺炎非常重要。

　　2. 妊娠期新冠病毒感染与重症肺炎　　人群对新冠病毒普遍易感,孕产妇感染新冠病毒的发病率较普通人群未见明显增加[4]。妊娠可能会加重新冠病毒感染的临床病程,也可能出现重症感染。对于重症感染患者,分娩可以改善母体重度呼吸系统疾病的症状,部分孕晚期重症或危重症病例需要剖宫产终止妊娠。研究发现,新冠病毒感染流行期间,妊娠合并重症肺炎的发病率为 0%～14%,且大多数病例需要入住 ICU,少数病例接受有创机械通气[5]。孕产妇未接种或未完成新冠病毒疫苗全程接种、高龄、肥胖、多胎妊娠,合并基础疾病如高血压、心脏病、慢性阻塞性肺病、糖尿病,以及妊娠合并症等因素,容易发生重症新冠病毒感染[4]。

　　3. 妊娠合并肺结核的诊断　　妊娠合并肺结核的诊断方法与非妊娠期肺结核相同,即采集临床病史(包括流行病学评估)和体格检查、拍摄胸片(摄片时要适当屏蔽以保护胎儿)。如果胸部影像学检查提示肺结核,则应送检 3 份痰液标本(咳痰或诱导痰)进行抗酸杆菌涂片和培养,以及至少 1 份痰液标本进行结核分枝杆菌核酸扩增检测。

结核菌素皮肤试验或 γ 干扰素半定量检测阳性支持结核感染的诊断,但若缺乏其他证据,还不足以诊断结核病。

4. 妊娠合并重症肺炎的诊断标准　妊娠合并重症肺炎的临床表现与非妊娠期肺炎相似,发热、咳嗽、呼吸困难和缺氧是最常见的症状。妊娠合并重症肺炎的诊断标准与非妊娠期肺炎相同。中华医学会呼吸病学分会感染学组于 2016 年修订并发布了《中国成人社区获得性肺炎诊断和治疗指南(2016 年版)》[5],符合下列 1 项主要标准或 ≥3 项次要标准者可诊断为重症肺炎。主要标准:① 需要气管插管辅助机械通气治疗;② 脓毒症休克经积极液体复苏后仍需要血管活性药物治疗。次要标准:① 呼吸频率 ≥30 次/min;② 氧合指数 ≤250 mmHg(1 mmHg = 0.133 kPa);③ 多肺叶浸润;④ 意识障碍和(或)定向障碍;⑤ 血尿素氮 ≥7.14 mmol/L;⑥ 收缩压 <90 mmHg 需要积极的液体复苏。

5. 妊娠合并重症肺炎的处理　妊娠合并重症肺炎的治疗原则与非妊娠成人重症肺炎的治疗类似,强调早期诊断和及时的综合治疗。在没有明确病原体之前,应该早期经验性地使用广谱抗生素进行治疗。治疗策略包括抗感染治疗、维持生命体征和全身多器官支持治疗等。对于妊娠合并重症和危重症肺炎者,应该在 MDT 的指导下选择妊娠期或哺乳期相对安全的药物进行治疗。如果没有高危孕产妇及早产儿抢救能力,或患者病情不稳定、患者合并重症或危重症肺炎、接诊医疗机构没有重症监护及 MDT 诊疗条件,可以根据当地政策将患者转诊至有救治能力的危重孕产妇和新生儿救治中心[6]。

(严　晟　施君瑶)

参考文献

[1] 中国医师协会急诊医师分会. 中国急诊重症肺炎临床实践专家共识[J]. 中国急救医学,2016,36(2): 97 - 107.
[2] Goodnight WH. Soper DE. Pneumonia in pregnancy[J]. Crit Care Med, 2005, 33(10

Suppl）：S390 - S397.

［3］ Huang J,Wang F,Zheng L,et al. The termination of gestational weeks and methods of delivery of severe pneumonia in pregnancy［J］. Women's Health & Gynecology, 2016, 2(3)：25.

［4］ 陈敦金,戴月,刘兴会,等.孕产妇合并新型冠状病毒感染诊治推荐意见[J].中华围产医学杂志,2023,26(6)：441－447.

［5］ 中华医学会呼吸病学分会.中国成人社区获得性肺炎诊断和治疗指南(2016年版)[J].中华结核和呼吸杂志,2016,39(4)：253－279.

［6］ 陈敦金,戴月,刘兴会,等.孕产妇合并新型冠状病毒感染诊治推荐意见[J].中华围产医学杂志,2023,26(6)：441－447.

案例 11 妊娠合并扩张型心肌病

【病史】

现病史：患者，32 岁，G_4P_2，孕 14^{+3} 周，发现心功能下降 2 d。平素月经规则，末次月经：2022 年 12 月 5 日，预产期：2023 年 9 月 12 日。此次意外妊娠，2023 年 1 月 30 日（孕 8 周）我院建卡产检，行超声心动图检查提示 LVEF 53%。患者既往患扩张型心肌病（dilated cardiomyopathy，DCM），一直口服药物治疗，告知孕期风险后，孕妇及家属要求继续妊娠，停用美托洛尔、赖诺普利片等治疗 DCM 的药物，开始口服阿司匹林和盐酸拉贝洛尔，血压维持在 120~130/70~80 mmHg。平时在电子厂上班，爬 4 楼自觉疲劳，休息后可缓解。3 月 14 日（孕 14^{+1} 周）患者再次复查超声心动图提示 LVEF 46%，较前显著下降。现为进一步评估妊娠风险、制定孕期方案组织产科 MDT 诊疗。

既往史：患者 2014 年 5 月来上海，"上呼吸道感染" 2 周后出现胸闷、心慌，夜间平卧时加重，并出现夜间阵发性呼吸困难，至某综合性医院就诊，诊断"扩张型心肌病"收入院治疗。入院后行心脏 MRI 提示 DCM，LVEF 最低至 16.6%，给予抗心衰治疗后病情好转，出院后口服美托洛尔、赖诺普利片、曲美他嗪片、地高辛、呋塞米和螺内酯治疗。2018 年 1 月行剖宫产术。

生育史：已婚已育，1-0-2-1。2014 年 4 月（孕 24 周）因"早发型重度子痫前期"引产，引产后血压恢复正常。2018 年 1 月（孕 37 周）剖宫产一女婴，现体健。患者孕晚期 LVEF 最低至 20%，孕 30 周起住院治疗至分娩。

【体格检查】

1. 生命体征 体温 36.5℃，脉搏 84 次/min，呼吸 16 次/min，血压

129/73 mmHg,氧饱和度 98%。

2. 查体　神志清,一般情况可。皮肤暗黄,黏膜无苍白和黄染,口唇无发绀。颈静脉无怒张,心尖搏动在左锁骨中线外 2 cm,心率 95 次/min,心律齐,未闻及杂音,双肺未闻及异常干湿啰音。腹部见陈旧性手术瘢痕,肝脏肋下未及,腹稍隆,软。脊柱四肢无明显异常。

3. 专科检查　宫高 14 cm,腹围 82 cm,听诊胎心 145 次/min,未及宫缩。

【实验室检验和辅助检查】

1. 首次就诊(孕 8 周)

(1)感染指标:白细胞 7.54×10⁹/L,红细胞 4.81×10¹²/L,血红蛋白 139 g/L,血小板 284×10⁹/L。

(2)心肌酶谱:肌酸激酶同工酶 0.89 ng/mL,肌红蛋白<21.0 ng/mL,肌钙蛋白-T 0.003 ng/mL,Pro-BNP 78 ng/L。

(3)24 h 动态血压:平均血压 124/78 mmHg。

(4)心电图:正常,心率 78 次/min。

(5)超声心动图:左室内径增大,左室壁厚度正常,静息状态下左室壁各节段不同程度运动减低,LVEF 53%↓。

2. 第二次就诊(孕 14⁺¹ 周)

(1)感染指标:白细胞 9.03×10⁹/L,红细胞 4.39×10¹²/L,血红蛋白 132 g/L,血小板 269×10⁹/L。

(2)心肌酶谱:肌酸激酶同工酶 0.77 ng/mL,肌红蛋白 21.9 ng/mL,肌钙蛋白-T 0.005 ng/mL,Pro-BNP 83 ng/L。

(3)凝血指标:血浆凝血酶原时间 11.0 秒,活化部分凝血活酶时间 24.7 秒,凝血酶时间 12.1 秒,纤维蛋白原 4.67 g/L,D-二聚体 0.72 mg/L。

(4)心电图:正常心电图,心率 70 次/min。

(5)超声心动图:左室内径增大,左室壁厚度正常,静息状态下左室壁各节段不同程度运动减低,LVEF 46%↓。

【MDT 讨论】

1. 产科建议　结合病史,目前"妊娠合并扩张型心肌病"诊断明确。

患者 2014 年 4 月(孕 24 周)因"早发型重度子痫前期"引产,此次妊娠孕早期即给予小剂量阿司匹林预防子痫前期。患者 2014 年 5 月诊断"扩张型心肌病",考虑病因与既往"早发型重度子痫前期"病史相关,即"围产期心肌病",但不能明确。患者 2018 年前次妊娠期间出现明显的心功能下降,产后服用多种药物使 LVEF 维持在 50% 以上。患者此次意外妊娠,妊娠后停用了美托洛尔、赖诺普利片等类药物,仅口服阿司匹林和盐酸拉贝洛尔治疗。孕 8 周时孕妇超声心动图检查提示 LVEF 为 56%,现孕 14^{+3} 周,再次复查超声心动图时 LVEF 已降至 46%。随着孕期的延长,患者的心脏负荷将进一步增加,因此,患者孕期心功能进一步恶化的风险较高。若 LVEF<45%,胎儿尚无存活可能,应建议及时终止妊娠。近期超声心动图提示 LVEF 46%,是继续期待治疗还是积极终止妊娠需充分知情同意。考虑患者育有一子,既往有"围产期心肌病"史,不适宜再次妊娠,因此倾向于积极终止妊娠。

2. 心内科建议　患者"妊娠合并扩张型心肌病"的诊断明确,但病因不明。DCM 可由多种疾病引起,包括缺血性心肌病、应激性心肌病、感染性心肌病、遗传性心肌病、中毒性心肌病、围产期心肌病等。该患者既往诊断"扩张型心肌病"前 2 周有"上呼吸道感染"的诱因,但"上呼吸道感染"是否为该患者"扩张型心肌病"的病因并不明确。患者 2014 年 4 月(孕 24 周)因"早发型重度子痫前期"引产,2014 年 5 月(产后 1 个月)诊断"扩张型心肌病",因此"围产期心肌病"的诊断也不能排除。围产期心肌病是妊娠晚期和产后早期不明病因 DCM 的罕见病因,其诊断必须满足所有以下 3 种情况:① 心衰发生于妊娠最后 1 个月(或即将结束时)或分娩后 5 个月内;② 无其他明确心衰病因;③ 左心室收缩功能障碍,即 LVEF<45%,伴或不伴左心室扩张。无论何种原因导致的 DCM,其治疗方案并无差异,最终抗心力衰竭药物无法缓解时只能心脏移植。

妊娠合并 DCM 的风险主要在于孕晚期心脏负担加重诱发的心力衰竭和不能预料的猝死。另外,孕期因妊娠期用药安全限制需停用孕前一部分用药,可能导致患者心功能下降。建议密切随访超声心动图、动态心电图、BNP 和肌钙蛋白,并且警惕孕期出现猝死等极端事件。若终止妊娠,可在药物改善心功能后施行引产术。

3. 妇科建议　同意产科建议。若选择终止妊娠,引产过程中疼痛等应激反应可能会诱发心功能下降,注意疼痛管理,必要时给予分娩镇痛。现孕 14^{+3} 周,待药物改善心功能后孕周逐渐增大,引产风险逐渐增加,因此应在心功能改善后尽早终止妊娠。两种引产方式可供选择:依沙吖啶羊膜腔内注射或米非司酮联合米索前列醇引产。米索前列醇虽对心血管系统影响不大,但可能需要重复给药,引起机体发热、宫缩过强、疼痛剧烈等反应。国内最常用的中期妊娠流产方法是米非司酮联合羊膜腔内注射乳酸依沙吖啶,引起宫腔无菌性炎症从而诱发宫缩和启动分娩。对本例患者,倾向于米非司酮联合羊膜腔内注射乳酸依沙吖啶引产。

【MDT 结论】

(1) 目前"妊娠合并扩张型心肌病"诊断明确,患者育有一子,倾向于积极终止妊娠,降低孕产妇死亡风险,但需充分知情同意。

(2) 疼痛等应激反应易加重孕妇心脏负担,引产过程中注意镇痛管理。

(3) 积极给予强心、利尿、改善心肌重构,分娩前后注意复查心功能指标。

【最后诊断】

(1) G_4P_1,孕 14^{+3} 周,单胎。

(2) 妊娠合并扩张型心肌病。

(3) 心功能分级 Ⅱ 级。

(4) 妊娠合并瘢痕子宫(剖宫产史)。

【治疗经过】

与患者及家属充分知情同意后,患者同意终止妊娠。给予药物改善心功能,3 周后复查 LVEF 50% 以上。2023 年 4 月 10 日(孕 18 周)在严密监护下行依沙吖啶羊膜腔内注射引产,4 月 12 日经阴道娩出一死胎,体重 310 g,胎盘娩出后行清宫术,术后给予抗感染治疗 2 d 出院。患者引产后 2 周用药已恢复至孕前,复查超声心动图提示 LVEF 为 56%。

【MDT 诊疗思路】

妊娠合并 DCM 属于高危妊娠范畴,发生率低,但患者孕期发生心功能下降和猝死的风险较大,因此产科医生需要与心内科、妇科等专科医生讨论,做出最有利于患者的治疗方案,权衡利弊后决定是否继续妊娠,积极针对病因和高危因素对症处理,使用小剂量阿司匹林预防子痫前期等,从而减少处置不当或盲目妊娠导致不良妊娠结局。

【相关知识点解读】

1. 概念及流行病学 DCM 是一种异质性心肌病,以心室扩大和心肌收缩功能降低为特征,诊断时应除外高血压、心脏瓣膜病、先天性心脏病或缺血性心脏病等。1985 年,一项在美国奥姆斯特德(Olmsted)开展的流行病学调查显示 DCM 患病率为 36.5/10 万,2002 年,中国部分地区抽样调查显示 DCM 患病率约 19/10 万[1]。大多数 DCM 患者的发病年龄在 20~60 岁,DCM 虽然发生率低,但育龄女性若患 DCM 还将面临妊娠期的挑战。一项研究发现,心力衰竭、心律失常和脑卒中在 LVEF<40%的 DCM 女性中更常见[1]。

2. DCM 的病因和高危因素 DCM 可由多种原因引起,详见表 11-1。

表 11-1 DCM 的主要病因和高危因素[2]

病　因	疾病或高危因素	病　因	疾病或高危因素
心脏疾病	缺血性心脏病	感染性疾病(病毒)	肝炎
	心脏瓣膜病		EB 病毒
	心动过速		艾柯病毒
感染性疾病(病毒)	腺病毒	感染性疾病(细菌)	帕罗病毒
	柯萨奇病毒		链球菌-风湿热
	巨细胞病毒		伤寒
	HIV		白喉
	流感病毒		布鲁氏菌病
	水痘		鹦鹉热

续　表

病　因	疾病或高危因素	病　因	疾病或高危因素
感染性疾病(细菌)	分枝杆菌立克次体	化疗药物	蒽环类药物
	钩端螺旋体病		环磷酰胺
	梅毒		曲妥珠单抗
	莱姆病	抗逆转录病毒药物	齐多夫定
	李斯特菌		地达诺辛
感染性疾病(真菌)	组织胞浆菌病		扎西他滨
	隐球菌	吩噻嗪类药物	氯喹
感染性疾病(寄生虫)	弓形体病		羟氯喹
	锥虫病(恰加斯病)	免疫检查点抑制剂	—
	血吸虫病	毒素	乙醇
	旋毛虫病		可卡因
炎症性或自身免疫性疾病	结节病		苯丙胺
	皮肌炎		钴
	硬皮病		铅
	类风湿性关节炎		锂
	系统性红斑狼疮		汞
	过敏性心肌炎		一氧化碳
	巨细胞动脉炎		铍
	川崎病		低钙血症
内分泌疾病	甲状腺激素过多或缺乏	电解质和肾脏异常	低磷血症
	生长激素过量或缺乏		尿毒症
	糖尿病	营养缺乏	硫胺素
	库欣综合征		硒
	嗜铬细胞瘤或其他儿茶酚胺过量		肉碱
			烟酸(糙皮病)
沉积病	血色素沉着症	遗传性伴或不伴神经肌肉疾病	家族性(和散发性)遗传性心肌病
	淀粉样变性		

续　表

病　因	疾病或高危因素	病　因	疾病或高危因素
遗传性伴或不伴神经肌肉疾病	进行性假肥大性肌营养不良（又称"迪谢内肌营养不良"）	其他	围产期心肌病
	强直性肌营养不良		应激性心肌病
	弗里德赖西共济失调		高输出状态
	致心律失常性右室心肌病		睡眠呼吸暂停

3. 合并 DCM 的妊娠评估　若患者已知或疑似存在左心室功能障碍,应在妊娠前或在证实妊娠后尽快进行超声心动图检查以明确基线心功能。如果有明显的 LVEF<45%,应劝阻妊娠。需注意,若患者有既往围产期心肌病史、但左心室功能已恢复正常(LVEF≥50%),在以后的妊娠期间仍有发病的显著风险[3]。2016 年,《妊娠合并心脏病的诊治专家共识(2016)》中指出:有围产期心肌病病史并伴左心功能不全者、严重的左心功能不全(LVEF<30%)、纽约心脏协会心功能分级Ⅲ~Ⅳ级等情况属于妊娠风险分级Ⅴ级,属妊娠禁忌证,知情同意后建议积极终止妊娠[4]。

4. 孕期心脏事件的预测因素　获得性心脏病患者在妊娠期间可能出现心脏并发症。可通过评估患者瓣膜病变和心室功能障碍的严重程度,来估计这些并发症的风险。病史、体格检查、超声心动图和心电图是所有患者心脏评估的基础。

常用风险评估工具为 CARPREG Ⅱ 风险评分标准,依据的数据来自加拿大 2 个大型医院处理的 1 938 例次妊娠[5]。在该研究群体中,63.7% 存在先天性心脏病,22.9% 存在获得性心脏病,13.4% 存在孤立性心律失常,13.6% 存在至少为轻度的左室收缩功能障碍,2% 存在冠状动脉疾病。根据 CARPREG Ⅱ 风险评分标准,本案例患者的风险评分为 5 分,因此发生心脏主要事件的风险为 41%,给予积极终止妊娠的建议是合理的(表11-2)。

表 11 - 2　CARPREG Ⅱ风险评分标准[6]

预　测　指　标	分　　值(分)
既往心脏事件或心律失常	3
心功能分级Ⅲ～Ⅳ级或发绀	3
机械心脏瓣膜	3
高危左侧瓣膜疾病或左心室流出道梗阻	2
体循环心室功能障碍	2
高危主动脉病	2
肺动脉高压	2
冠状动脉疾病	2
既往无心脏干预措施	1
较晚行妊娠评估	1

注:体循环心室功能障碍定义为 LVEF<55%;总评分为 0～1 分时发生主要心脏事件的风险为 5%,2 分时为 10%,3 分时为 15%,4 分时为 22%,大于 4 分时为 41%。

5. 妊娠合并 DCM 的治疗要点[6]　妊娠期的监护应注意血 BNP、心率、心律、血压及血容量变化,防止心力衰竭发生。BNP 可用于 DCM 孕妇的风险评估,进行风险分层和妊娠期心功能监测的指标,正常孕妇 BNP<100 ng/L,为阴性预测值,表示心功能良好,BNP>300 ng/L 具有阳性意义,提示患者容易出现心力衰竭,需要加强心功能的监测和及时终止妊娠。

治疗原则为增加心肌收缩力、降低心脏前后负荷治疗。妊娠合并 DCM 孕期使用药物的目的主要是控制心力衰竭和心律失常,保证孕妇和胎儿的生命安全,以强心、利尿、控制心率、缓解症状为主,可使用的主要药物包括:① 利尿剂,降低心脏前负荷,减轻肺水肿,改善心功能;② 正性肌力药,增加心脏收缩力,用于大多数严重病例,可用洋地黄类药物(地高辛)或多巴胺、多巴酚丁胺,需密切观察毒性反应;③ 血管扩张剂,减轻心脏前后负荷,减少心肌耗氧量,改善心功能,需要注意的是使用硝酸盐类药物可能会导致硫氰化物和氰化物在胎儿体内的积聚,因此可能致胎儿畸形,同时血管扩张药可减少子宫和胎盘的血流灌注,在围产期使用建议用于抢救孕妇生命,短期内终止妊娠的患者;④ β 受体阻滞剂,拉贝洛尔除拮抗 β 受体外还拮抗 α 受体,同时有促胎儿肺成熟作用,可在妊娠期安全应用;⑤ ACEI,虽然能有效降低心脏负荷,改善心功能,但会导致胎儿畸形,孕期禁用,因此可在 DCM 孕妇终止妊娠后,下一个阶段的治疗中使用。

（李小娜　朱美芬）

·+·+·+·+·+·+·+·+·+·+·+·+·+· **参考文献** ·+·+·+·+·+·+·+·+·+·+·+·+·

[1] 中华医学会心血管病学分会,中国心肌炎心肌病协作组.中国扩张型心肌病诊断和治疗指南[J].临床心血管病杂志,2018,34(5):421 - 434.

[2] Marilyn W, James PM. Causes of dilated cardiomyopathy[EB/OL]. https://www. uptodate. cn/contents/causes-of-dilated-cardiomyopathy?search = causes% 20of% 20dilated% 20cardiomyopathy&source = search _ result&selectedTitle = 1% 7E150&usage _ type = default&display_rank = 1[2024 - 01 - 25].

[3] Elkayam U, Tummala PP, Rao K, et al. Maternal and fetal outcomes of subsequent pregnancies in women with peripartum cardiomyopathy[J]. N Engl J Med, 2001, 344: 1567.

[4] 中华医学会妇产科学分会产科学组.妊娠合并心脏病的诊治专家共识(2016)[J]. 中华妇产科杂志,2016,51(6):401 - 409.

[5] Silversides CK, Grewal J, Mason J, et al. Pregnancy outcomes in women with heart disease:the CARPREG Ⅱ study[J]. J Am Coll Cardiol, 2018, 71: 2419.

[6] 褚黎,张军,李燕娜,等.妊娠合并扩张型心肌病 14 例临床分析[J].心肺血管病杂志,2017,36(5):345 - 348,352.

案例 12　妊娠合并糖尿病酮症酸中毒

【病史】

现病史：患者,25 岁,G_1P_0,孕 6^{+4} 周,发现血糖异常 3 d。平素月经规则,末次月经:2023 年 1 月 23 日,预产期:2023 年 10 月 30 日。此次自然妊娠,停经 30 余天自测尿 HCG 阳性,感恶心呕吐,呕吐次数每日 3~4 次,为胃内容物。2023 年 3 月 4 日(孕 5^{+5} 周)无明显诱因下出现少量阴道流血伴轻微下腹胀痛,至外院就诊后给予口服黄体酮胶囊保胎治疗。3 月 8 日(孕 6^{+2} 周)患者感口干、乏力,自测血糖偏高,再次至我院内分泌科就诊,予调整胰岛素剂量,改为早、中、晚餐前 30 分钟各予重组人胰岛素注射液 6 U、6 U、6 U,睡前予地特胰岛素注射液 16 U 皮下注射,监测空腹指末血糖 11.8~14.6 mmol/L,餐后 2 h 指末血糖 16.5~19.1 mmol/L,并出现乏力不适。患者因恶心不适进食少,尿量减少。3 月 10 日(孕 6^{+4} 周)患者来我院产科就诊,给予收治入院并组织产科 MDT 诊疗制定全面的治疗方案。

既往史：患者 18 岁诊断"1 型糖尿病",后一直在我院内分泌科随访血糖。孕前使用精蛋白人胰岛素混合注射液 30R 皮下注射控制血糖,早餐、晚餐前 30 分钟分别诺和灵 30R 15 U 皮下注射,血糖控制可。否认其他慢性疾病史。

婚育史：0-0-0-0。

【体格检查】

1. 生命体征　体温 36.8℃,脉搏 130 次/min,呼吸 20 次/min,血压 128/84 mmHg。

2. 查体　神志清,急躁易怒,面容红润,发育正常,营养中等,对答切题。颈静脉无怒张,心尖搏动在左锁骨中线外 1 cm,心率 130 次/min,心律齐,未闻及杂音,双肺未闻及异常干湿啰音。肝脏肋下未及,腹稍隆,软。脊柱四肢无明显异常。

3. 专科检查　腹围 81 cm,胎心腹部未及。

【实验室检验和辅助检查】

1. 入院时(孕 6^{+4} 周)

(1) 感染指标:白细胞 11.74×10^9/L,红细胞 5.06×10^{12}/L,血红蛋白 148 g/L,红细胞压积 43.8%↑,血小板计数 356×10^9/L。

(2) 凝血指标:血浆凝血酶原时间 8.4 秒,活化部分凝血活酶时间 22.2 秒,凝血酶时间 16.3 秒,纤维蛋白原 3.90 g/L,D-二聚体 0.218 mg/L。

(3) 生化指标:总蛋白 94 g/L,白蛋白 51 g/L,总胆红素 8.6 μmol/L,丙氨酸氨基转移酶 17 U/L,天冬氨酸氨基转移酶 21 U/L。肌酐 53 μmol/L,尿素 3.6 mmol/L,尿酸 226 μmol/L。淀粉酶 67 U/L,脂肪酶 180 U/L。糖化血红蛋白(HbA1c):8.9%↑。

(4) 尿液指标:酸碱度 5,尿比重 1.034,尿酮体 4+↑,尿葡萄糖 4+↑。

(5) 血脂指标:TC 7.68 mmol/L↑,TG 1.74 mmol/L,高密度脂蛋白 2.27 mmol/L。

(6) 血气分析(动脉血):pH 7.18↓,$PaO_2$74.04 mmHg,$PaCO_2$ 15.23 mmHg↓,实际碳酸氢盐 5.7 mmol/L↓,标准碳酸氢盐 10.5 mmol/L↓,钾 4.6 mmol/L,钠 128 mmol/L↓,氯 106 mmol/L,葡萄糖 20.9 mmol/L↑,乳酸 2.6 mmol/L↑。

(7) 心肌酶谱:肌酸激酶同工酶 0.70 ng/mL,肌红蛋白 21.4 ng/mL,肌钙蛋白-T 0.032 ng/mL。Pro-BNP 71 ng/L。

(8) 心电图:窦性心动过速。

(9) 眼底检查:未见明显出血渗出,周边网膜局部变性灶。

2. 入院后第 1 日(孕 6^{+5} 周)

(1) 血气分析(静脉血):pH 7.34,氧分压 31.06 mmHg,CO_2 分压

36.16 mmHg,实际碳酸氢盐 19.5 mmol/L,标准碳酸氢盐 19.1 mmol/L,钾 3.3 mmol/L,钠 137 mmol/L,氯 108 mmol/L,葡萄糖 9.9 mmol/L↑,乳酸 2.5 mmol/L↑。

（2）腹部超声：宫腔内见妊娠囊 26×13×32 mm,胚芽长 6 mm,隐约见原始心管搏动。

【MDT 讨论】

1. 内分泌科建议　根据患者既往病史及近期病情变化,诊断"妊娠合并糖尿病酮症酸中毒",建议给予以下治疗。① 胰岛素静脉泵入：根据血糖调整胰岛素泵入速度；② 补液治疗：24 h 补液量 3 000～4 000 mL,目前以生理盐水为主,血糖降至 13 mmol/L 以下后改为 5% 葡萄糖 500 mL+诺和灵 R 6 U+氯化钾 1.5 g 静脉滴注；③ 监测血糖(每小时 1 次)、血气分析及电解质(每 4 小时 1 次)、尿常规(每日 1 次),心功能指标、感染指标；④ 注意监测心率、呼吸等生命体征。

2. 眼科建议　根据眼底检查,未见严重视网膜病变表现,但患者患 1 型糖尿病 7 年,可能已经存在潜在的视网膜病变,建议孕期严密监测,可间隔 3 个月复查眼底情况。

3. 产科建议　血糖异常升高与胚胎停育、死胎、胎儿畸形等不良妊娠结局相关,患者目前孕早期,腹部超声虽见心管搏动,仍需充分告知孕期风险,警惕胚胎停育的发生。眼底检查提示视网膜潜在病变可能,在 DKA 缓解后,需结合眼科和内分泌科意见,充分告知糖尿病视网膜病变程度及孕期风险。

【MDT 结论】

（1）目前"妊娠合并糖尿病酮症酸中毒"诊断明确,主要的治疗措施是迅速纠正 DKA。

（2）患者已婚未育,生育愿望强烈,待 DKA 缓解后,可在严密监护下继续妊娠。

（3）充分知情告知胚胎停育、胎儿畸形、死胎、DKA 再发等风险。

【最后诊断】

（1）G_1P_0，孕 6^{+4} 周，单胎。

（2）糖尿病酮症酸中毒。

（3）妊娠合并 1 型糖尿病。

【治疗经过】

患者入院后给予禁食、胰岛素泵入降血糖、生理盐水补液治疗，尿量增多后开始补钾治疗，血糖降低至 13 mmol/L 以下补液更换为 5% 葡萄糖。血糖降低至正常范围后停静脉胰岛素，恢复糖尿病饮食，改胰岛素皮下注射控制血糖。充分知情告知后患者要求继续妊娠。患者共住院治疗 11 d，出院前腹部超声提示胚芽长 15.2 mm，可见原始心管搏动。

患者出院后一直门诊随访，空腹血糖控制在 7 mmol/L 左右，餐后 2 h 血糖控制在 8 mmol/L 左右，NT、胎儿超声畸形筛查未提示胎儿发育异常，孕 30 周时腹部超声提示胎儿大小与孕周相符，复查 HbA1c 5.7%，眼底检查未发现进一步视网膜病变。孕 38 周患者要求行剖宫产术，行择期剖宫产分娩一健康活婴。

【MDT 诊疗思路】

1 型糖尿病患者机体内胰岛素绝对缺乏，依靠补充外源胰岛素满足机体需要。孕期相关激素使机体胰岛素抵抗增加，因此出现胰岛素相对不足。妊娠合并 1 型糖尿病孕期血糖监测难度大大增加，需警惕高血糖、低血糖、DKA 中毒等影响胎儿发育，甚至可能导致母胎不良结局的不良事件，且孕期易受妊娠呕吐、感染等因素影响，更易诱发低血糖和 DKA。因此，理想情况下，糖尿病合并妊娠的患者孕前应接受关于孕期母胎风险的产科 MDT 咨询，与医护人员共同优化血糖控制，并接受常见疾病的孕前筛查，且对发现的问题进行治疗。

【相关知识点解读】

1. 概念及流行病学 DKA 是糖尿病的一种急性并发症，是血糖急剧升高引起胰岛素严重不足激发的酸中毒。妊娠合并 DKA 是一种少见但却潜在威胁母胎安全的疾病,多见于 1 型糖尿病合并妊娠的患者,也可见于 2 型糖尿病合并妊娠患者和妊娠期糖尿病患者。此类症状包括恶心、呕吐、烦渴、多尿、腹痛、呼吸过快,以及重度 DKA 中的神志改变。大多数病例发生在中期或晚期妊娠,少数情况下,DKA 也可发生于孕早期(常为 1 型糖尿病)。

糖尿病合并妊娠患者中,DKA 发生率为 1%～3%[1]。与 DKA 有关的孕产妇死亡率<1%,但单次 DKA 发作的围产儿死亡率为 9%～35%[2],可见 DKA 大大增加流产、死胎的发生风险。

2. 妊娠期高血糖的孕期风险及妊娠结局　妊娠期是特殊的生理时期,其特有的生理变化,本身易发生 DKA。孕期诱发 DKA 的因素还包括:① 胰岛素缺乏:主要由胰岛素使用不当引起,患者擅自停用胰岛素,是 DKA 发生的重要诱因;② 感染:妊娠期高血糖若并发各种感染,如肺炎、败血症、泌尿系统感染等,易诱发 DKA;③ 分娩、妊娠剧吐等应激状态及急性事件[3]。

1 型糖尿病与 2 型糖尿病患者的妊娠结局大体相似。与 1 型糖尿病患者相比,2 型糖尿病患者通常血糖紊乱程度更轻、孕前 HbA1c 更低、病程更短,但胎儿/新生儿结局不一定就更佳,因为 2 型糖尿病患者也可能孕前 BMI 更高、受孕年龄更大,这些都是独立于糖尿病状态的不良妊娠结局危险因素。此外,1 型糖尿病患者孕前更可能有微血管并发症,妊娠可能使其加重,而且她们发生重度低血糖及 DKA 的风险更高。微血管并发症也会增加某些妊娠并发症的风险,如胎儿生长受限或小于胎龄儿。

3. 不同程度 DKA 的诊断标准　见表 12-1[4]。

表 12-1　不同程度 DKA 的诊断标准

指　标	DKA		
	轻度	中度	重度
血糖(mmol/L)	>13.9	>13.9	>13.9
动脉血 pH	7.25～7.30	≥7.00 且<7.25	<7.00
血清 HCO_3^-(mmol/L)	15～18	≥10 且<15	<10

续　表

指　　标	DKA		
	轻度	中度	重度
尿酮体[①]	阳性	阳性	阳性
血清酮体-硝普钠反应	阳性	阳性	阳性
血清酮体-β-羟基丁酸浓度（mmol/L）	3~4	4~8	>8
阴离子间隙[②]（mmol/L）	>10	>12	>12
意识状态	清醒	清醒或嗜睡	木僵或昏迷

注：① 硝普盐反应方法；② 阴离子间隙=$[Na^+]-[Cl^-+HCO_3^-]$（mmoL/L）。

4. DKA 的液体管理

（1）液体输入量：严重低血容量表现者：给予 0.9% NaCl（≥1 L/h，根据临床评估调整剂量）；中度低血容量表现者：根据血钠水平决定补液性质：血钠升高或正常者给予 0.45% NaCl（250~500 mL/h），血钠低者给予 0.9% NaCl（250~500 mL/h）。当血糖降至 11.1 mmol/L 时更换为 0.45% NaCl，补液速度降至 150~250 mL/h。每 2~4 h 监测电解质、尿素氮、肌酐、静脉血 pH 和血糖直至病情稳定。

（2）补充钾离子：肾功能恢复（每小时尿量>50 mL）后根据血钾水平进行补钾：若血钾<3.3 mmol/L，停止滴注胰岛素并给予补钾 20~40 mmol（相当于 KCl 1.5~3.0 g/h）；若血钾为 3.3~5.3 mmol/L，在每升的补液中加入 20~30 mmol 钾（相当于 KCl 1.5~2.25 g），维持血钾水平在 4~5 mmol/L；若血钾>5.3 mmol/L，不需要补钾，每 2 h 监测血钾水平。

（3）胰岛素使用：一般使用胰岛素 0.1 U/kg 的静脉负荷剂量后，继续每小时 0.1 U/kg 静脉泵入。若第 1 h 血糖下降幅度没有达到 2.8~3.9 mmol/L，使用胰岛素的剂量加倍；若血糖降至 11.1 mmol/L，胰岛素使用降至每小时 0.02~0.05 U/kg，或每 2 h 给予短效胰岛素 0.1 U/kg，维持血糖在 8.3~11.1 mmol/L 直至 DKA 缓解。

DKA 缓解后，患者可以正常饮食，接受胰岛素皮下注射治疗控制血糖。在皮下注射胰岛素后，静脉胰岛素应继续维持 2~4 h。未使用过胰岛素的患者,皮下注射胰岛素的起始剂量从每日 0.5~0.8 U/kg 开始,根据血糖进一步调节胰岛素用量。

(4) 碳酸氢钠的补充:当血 pH<6.9 时,需要使用碳酸氢钠静脉滴注治疗。将 8.4 g 碳酸氢钠加入 400 mL 注射用水,同时加入 1.5 g KCl 静脉滴注超过 2 h,每 2 h 监测血 pH 和血钾水平;可以重复该剂量直至血 pH>7.0。

(倪晓田　陈金秋)

参考文献

[1] Sibai BM, Viteri OA. Diabetic ketoacidosis in pregnancy[J]. Obstet Gynecol, 2014, 123(1): 167 - 178.
[2] Carroll MA, Yeomans ER. Diabetic ketoacidosis in pregnancy[J]. Crit Care Med, 2005, 33(10 Suppl): S347 - S353.
[3] 张炜,徐先明. 妊娠期糖尿病酮症酸中毒的预测及预警[J]. 中国实用妇科与产科杂志,2021,37(11): 1115 - 1118.
[4] 中华医学会糖尿病学分会. 中国 2 型糖尿病防治指南(2020 年版)[J]. 中华糖尿病杂志,2021,13(4): 315 - 409.

案例 13 妊娠合并代谢综合征

【病史】

现病史：患者，27 岁，G_3P_0，孕 9 周。平素月经规则，末次月经：2023 年 1 月 27 日，预产期：2023 年 11 月 4 日。此次自然受孕，孕 9 周来我院建卡产检，空腹血糖 12.51 mmol/L，血压 132/92 mmHg。经阴道超声提示：宫内早孕。患者要求评估是否需要行宫颈环扎术预防早产，考虑患者目前合并代谢综合征，因此组织产科 MDT 诊疗进行综合评估。

既往史：既往有 2 次急性胰腺炎发作史。慢性高血压病史 5 年，口服降压药控制。诊断多囊卵巢综合征 10 年。否认手术外伤史。

生育史：0-0-2-0，2018 年 10 月自然受孕双胎，孕 7 周时因"胚胎停育"行清宫术；2021 年 12 月患者再次自然受孕，孕 20 周时出现下腹坠胀感，经阴道检查发现宫口扩张，当地行经阴道宫颈环扎术，术后环扎线移位，孕 23 周时自然流产。

【体格检查】

1. 生命体征　体温 36.5℃，脉搏 90 次/min，呼吸 16 次/min，血压 130/75 mmHg。氧饱和度 98%，身高 170 cm，孕前体重 100 kg，孕前 BMI：34.6 kg/m^2。

2. 查体　神志清，一般情况可。心率 90 次/min，律齐，未闻及杂音，双肺未闻及异常干湿啰音。腹稍隆，软，肝脏肋下未及。脊柱四肢无明显异常。

3. 专科检查　外阴：正常女性外阴；阴道：畅；宫颈：轻度糜烂，宫颈阴道段长 1.5 cm。子宫：偏大，质软。双侧附件：未及异常。

【实验室检验和辅助检查】

建卡时(孕 9 周)

(1) 感染指标:白细胞 7.88×10^9/L,中性粒细胞百分比 75.6%,血红蛋白 140 g/L,血小板 169×10^9/L,CRP 14.3 mg/L。

(2) 生化指标:丙氨酸氨基转移酶 107 U/L↑,天冬氨酸氨基转移酶 53 U/L↑,肌酐 33 U/L,尿酸 209 U/L。糖化血红蛋白 10.0%↑。

(3) 血脂指标:TC 9.10 mmol/L↑,TG 11.57 mmol/L↑。

(4) 免疫指标:HCA、ANA、抗 β_2 糖蛋白 1 抗体阴性。

(5) 尿液指标:尿蛋白阴性。

(6) 上腹部超声:脂肪肝、脾稍大,胆囊、胰脏、肾脏未见异常。

(7) 产科超声:宫内早孕;宫颈长度 31.3 mm,T 型。

(8) 心电图:正常。

(9) 超声心动图:心内结构及血流未见明显异常,左心室收缩功能正常。

【MDT 讨论】

1. 内分泌科建议　患者建卡时发现空腹血糖 12.51 mmol/L,糖化血红蛋白 10.0%,监测餐后 2 h 血糖 9~12 mmol/L;血脂检验发现 TC 9.10 mmol/L,TG 11.57 mmol/L;丙氨酸氨基转移酶 107 U/L,天冬氨酸氨基转移酶 53 U/L;肌酐 33 U/L,尿酸 209 U/L,上腹部超声提示脂肪肝。以上检验结果均支持"妊娠合并代谢综合征、孕前糖尿病"的诊断,孕期需积极控制血糖、血脂,预防子痫前期。患者空腹血糖及餐后 2 h 血糖均增高,可以短效+中效胰岛素联合控制血糖。控制血糖的过程中需警惕低血糖,嘱咐患者随身准备小点心。

2. 消化内科建议　患者轻度肝功能损伤考虑与脂肪肝相关,但应排除肝炎等疾病,给予保肝治疗。孕期建议密切随访肝功能,慎用增加肝脏负担的药物。患者既往有 2 次胰腺炎史,合并高脂血症,建议孕期严格清淡饮食,警惕孕期急性胰腺炎再发风险。

3. 营养科建议　患者身高 170 cm,BMI 34.6 kg/m^2,诊断肥胖。孕期建议控制体重增长。美国医学研究所建议 BMI≥30.0 kg/m^2 的孕妇孕期体重增加 5.0~9.0 kg。孕期除了控制体重增长,还应注意饮食结构调整,确保种类齐全、品种多样;粗粮细做;每周安排 1~2 次新鲜动物血或肝脏;2~3 次水产品;动物性食物均应为熟食。每周固定时间监测体重并做好体重记录;每周体重增长目标控制在 0.15~0.30 kg;保证白天充足饮水 1 700~2 000 mL,小口饮水。

4. 产科建议　患者除诊断 MetS 外,还合并宫颈机能不全。患者既往有 1 次大月份流产史、孕 20 周时因"无痛羊凸"紧急宫颈环扎失败史,此次妊娠有预防性宫颈环扎术的指征,但孕期环扎可能增加患者卧床时间,增加控制血糖的难度。另外,患者患有糖尿病、肥胖,有使用阿司匹林预防子痫前期的指征,尽量在预防性宫颈环扎术后 1 周开始每日口服阿司匹林 100 mg 直至孕 36 周。

【MDT 结论】

(1) 患者"妊娠合并代谢综合征、孕前糖尿病、慢性高血压"诊断明确,暂无终止妊娠指征,可继续妊娠。

(2) 尽快开始胰岛素控制血糖,平时严格清淡饮食,杜绝孕期再发胰腺炎;孕期严格控制体重增长,积极保肝治疗,监测肝肾功能、血脂等。

(3) 孕 12~14 周行预防性宫颈环扎术,孕 16 周前开始口服阿司匹林预防子痫前期。

(4) 孕期密切随访,警惕流产、早产、DKA、急性胰腺炎、HDP 的发生。

【最后诊断】

(1) G_3P_0,孕 9 周,单胎。

(2) 妊娠合并代谢综合征。

(3) 妊娠合并宫颈机能不全。

(4) 妊娠合并肝功能损害(脂肪肝可能)。

(5) 妊娠合并多囊卵巢综合征。

(6) 不良孕产史。

【治疗经过】

患者孕期积极配合治疗,控制饮食,适当运动,皮下注射胰岛素控制血糖。孕 15^{+4} 周行经阴道宫颈环扎术［希罗德卡（Shirodkar）式］。术后抗感染及抑制宫缩治疗 1 d 出院,术后 1 周开始服用拜阿司匹林 100 mg 预防子痫前期,门诊定期监测宫颈长度。孕期产检无殊,分娩前体重 102 kg。孕 39^{+4} 周时因"社会因素"行子宫下段剖宫产术,分娩一男婴体重 3 460 g,Apgar 评分 9 - 10 - 10 分,术中出血 300 mL。术后恢复良好,痊愈出院。

【MDT 诊疗思路】

MetS 患者发生心血管疾病和其他肥胖相关疾病的风险升高,妊娠合并 MetS 可能导致不良妊娠结局和远期母子心血管代谢风险,该类患者的孕期干预难度主要在于患者的配合程度,以及孕期用药的限制。目前孕期该怎样界定这部分人群,接受怎样的产检指导没有统一的规范。通过产科 MDT 诊疗,组织相关科室专家对患者进行个体化的孕期指导和治疗,极大地提高了患者对自身病情的认识水平和配合程度。

【相关知识点解读】

1. 概念及流行病学 MetS 是一组危险因素,包括代谢、血管和炎症指标异常。尽管 MetS 有多种定义,但 MetS 的代谢紊乱病理生理是一致的,包括动脉粥样硬化性血脂异常、血压升高、胰岛素抵抗、肥胖及促血栓形成和促炎状态。虽然一些专家认为肥胖是基本标准,但其他定义主要关注胰岛素抵抗。迄今,MetS 没有强制性的疾病范畴,而是一系列危险因素的总称,已被证明会增加成人患心血管疾病、某些癌症、2 型糖尿病和慢性肾病的风险[1]。有研究报告,MetS 总体患病率是 22%,患病率随年龄的增长而增加,20~29 岁、60~69 岁和大于 70 岁群体的患病率分别为 6.7%、43.5% 和 42.0%[2]。

孕妇肥胖会增加母亲和围产儿多种并发症的风险,且风险随肥胖程度的增加而升高[3-5]。据估计,1/4 的妊娠并发症是由母亲肥胖/超重导致,包括妊娠期高血压、子痫前期、妊娠期糖尿病、早产和分娩大于胎龄儿[5]。若孕前即肥胖,孕期体重增加又偏多,则妊娠并发症的风险最高,肥胖母亲所生孩子在儿童期和成年后的肥胖风险也较高[6]。

2. MetS 的诊断标准　MetS 有若干定义,因此可能难以比较采用不同标准的研究数据。使用最广泛的是《美国国家胆固醇教育计划成人治疗专家组第 3 次报告》(*NCEP Adult Treatment Panel Ⅲ*, NCEP ATP Ⅲ)中提出的标准,其他组织之间对 MetS 的定义稍有不同(表 13-1)。

表 13-1　MetS 的诊断标准

诊断标准及指标		NCEP ATP Ⅲ 2005	IDF 2009	EGIR 1999	WHO 1999	AACE 2003
基本诊断标准		—	—	胰岛素抵抗或空腹高胰岛素血症(即在实验室特定研究范围的前 25%)	胰岛素抵抗前 25%;空腹血糖≥6.1 mmol/L;2 小时血糖≥7.8 mmol/L	胰岛素抵抗高危人群或 BMI ≥25 kg/m² 或腰围 ≥102 cm(男性)/88 cm(女性)
其他诊断指标	血糖	空腹血糖≥5.6 mmol/dL 或药物治疗的高血糖	空腹血糖≥5.6 mmol/dL 或诊断糖尿病	空腹血糖 6.1~6.9 mmol/dL	—	空腹血糖 ≥6.1 mmol/L;2 小时血糖 ≥7.8 mmol/L
	HDL	<1.0 mmol/L(男性);<1.3 mmol/L(女性),或药物治疗低水平 HDL	<1.0 mmol/L(男性);<1.3 mmol/L(女性),或药物治疗低水平 HDL	<1.0 mmol/L	<0.9 mmol/L(男性);<1.0 mmol/L(女性)	<1.0 mmol/L(男性);<1.3 mmol/L(女性)
	TG	≥1.7 mmol/L 或药物治疗高 TG	≥1.7 mmol/L 或药物治疗高 TG	≥2.0 mmol/L 或药物治疗的血脂异常	≥1.7 mmol/L	≥1.7 mmol/L
	肥胖	腰围 ≥102 cm(男性);腰围 ≥88 cm(女性)	腰围 ≥94 cm(男性);腰围 ≥80 cm(女性)	腰围 ≥94 cm(男性);腰围 ≥80 cm(女性)	腰臀比 >0.9(男性)/0.85(女性),或 BMI≥30 kg/m²	—
	高血压	≥130/85 mmHg 或药物治疗高血压	≥130/85 mmHg 或药物治疗高血压	≥140/90 mmHg 或药物治疗高血压	≥140/90 mmHg	≥130/85 mmHg
诊断标准		其他诊断指标异常≥3 个		满足基本诊断标准且其他诊断指标异常≥2 个		

注:NCEP,国家胆固醇教育计划(National Cholesterol Education Program);IDF,国际糖尿病联盟(International Diabetes Federation);EGIR,欧洲胰岛素抵抗研究小组(European Group for Study of Insulin Resistance);AACE,美国临床内分泌学家协会(American Association of Clinical Endocrinologists)。

资料来源:James BM. Metabolic syndrome (insulin resistance syndrome or syndrome X) [EB/OL]. https://www.uptodate.cn/contents/metabolic-syndrome-insulin-resistance-syndrome-or-syndrome-x?search=Metabolic%20syndrome%20%28insulin%20resistance%20syndrome%20or%20syndrome%20X%29%20&source=search_result&selectedTitle=1%7E150&usage_type=default&display_rank=1[2023-08-23].

正常妊娠较非孕期具有促炎、高凝、胰岛素抵抗增加和相对高血脂状态。然而,妊娠期间没有公认的健康代谢临界点。评估妊娠期代谢异常的研究通常使用非妊娠成年人群的代谢指标的参考值,借此评价孕期代谢状态的价值有待进一步明确。

3. 非孕期与孕期 MetS 治疗目标的异同　非孕期 MetS 患者的治疗目标主要聚焦的是心血管风险,包括通过减轻体重和增加体力活动来治疗基础病因;处理生活方式改变后仍存在的心血管危险因素。强化生活方式干预可降低死亡率,并可降低心血管事件风险。通过改善心血管风险的危险因素,如腰围、高 TC、低 HDL、高血糖指标和胰岛素敏感性,以逆转 MetS,可能会改变临床终点。在 MetS 的各个组分中,高血压恢复正常与心血管风险降低的关联最为密切。与非孕期 MetS 的治疗目标相比,孕期 MetS 干预的目标主要是预防子痫前期、早产、巨大儿、胎儿生长受限等妊娠期并发症。此类患者孕期还需警惕血栓性疾病。

与非孕期 MetS 相比,孕期 MetS 的治疗措施相对受限:首先,孕期不提倡减重,孕早期体重减轻与妊娠不良结局无明显相关性。其次,孕期不提倡积极降血脂。一方面降血脂的药物在孕期使用存在一定的风险,如非诺贝特类药物可用于治疗成人饮食控制疗法效果不理想的高胆固醇血症、内源性高三酰甘油血症。虽降血脂作用强,但其美国 FDA 妊娠期安全用药分类为 C 类,一般孕期不提倡服用,仅在通过饮食控制不能有效降低高三酰甘油血症(>10 g/L)而增加母体患急性胰腺炎危险的情况下考虑使用。孕期控制血糖首选胰岛素控制血糖,必要时可以口服二甲双胍改善胰岛素敏感性。但孕期降血糖同时应警惕低血糖的发生。

4. 育龄期女性 MetS 的治疗目标、孕前保健目标　育龄期女性的治疗目标还应包括提高生育力、降低胎儿致畸风险、降低妊娠期并发症风险。高血压应在孕前就得到控制,启动治疗的血压阈值是 140/90 mmHg,应使用最少药物、最小有效剂量维持血压低于该阈值。妊娠期应避免使用某些药物,如 ACEI 类和 ARB 类降压药,因为在妊娠任何阶段使用这些药物都会对胎儿造成不良影响。美国糖尿病协会推荐,如果安全性允许,怀孕前的糖化血红蛋白目标为<6.5%[7]。妊娠期血糖正常可降低先天性异常、自然流产、子痫前期、巨大儿、早产和其他并发症的风险[7]。

　　美国国家孕前健康与医疗保健倡议的一个临床工作组提出,优质的孕前保健应当在首次产前检查时达成以下 9 个目标:① 不使用烟草;② 没有未控制的抑郁;③ 没有性传播感染;④ 避免了接触致畸物;⑤ 体重健康($BMI>18\ kg/m^2$ 且 $<30\ kg/m^2$);⑥ 至少在孕前 3 个月就开始使用叶酸;⑦ 血糖控制达到最佳;⑧ 按计划妊娠;⑨ 在妊娠 12 周前进行首次产前检查。而体重健康这一项,目前我国的肥胖诊断标准为: $18.5\ kg/m^2 \leqslant BMI< 23.9\ kg/m^2$ 为体重正常, $24\ kg/m^2 \leqslant BMI<27.9\ kg/m^2$ 为超重, $BMI \geqslant 28\ kg/ m^2$ 为肥胖[8],因此可能将 BMI 控制在 $28\ kg/m^2$ 以下更适合中国的国情。

(徐文怡　倪晓田)

·+·+·+·+·+·+·+·+·+·+·+·+·+· **参考文献** ·+·+·+·+·+·+·+·+·+·+·+·+·+·

[1] Alberti KG, Eckel RH, Grundy SM, et al. Harmonizing the metabolic syndrome: a joint interim statement of the International Diabetes Federation Task Force on Epidemiology and Prevention; National Heart, Lung, and Blood Institute; American Heart Association; World Heart Federation; International Atherosclerosis Society; and International Association for the Study of Obesity[J]. Circulation, 2009, 120: 1640.

[2] Ford ES, Giles WH, Dietz WH. Prevalence of the metabolic syndrome among US adults: findings from the third National Health and Nutrition Examination Survey[J]. JAMA, 2002, 287(3): 356-359.

[3] Torloni MR, Betrán AP, Horta BL, et al. Prepregnancy BMI and the risk of gestational diabetes: a systematic review of the literature with meta-analysis[J]. Obes Rev, 2009, 10: 194.

[4] Lisonkova S, Muraca GM, Potts J, et al. Association between prepregnancy body mass index and severe maternal morbidity[J]. JAMA, 2017, 318: 1777.

[5] Santos S, Voerman E, Amiano P, et al. Impact of maternal body mass index and gestational weight gain on pregnancy complications: an individual participant data meta-analysis of European, North American and Australian cohorts[J]. BJOG, 2019, 126: 984.

[6] Rooney BL, Mathiason MA, Schauberger CW. Predictors of obesity in childhood, adolescence, and adulthood in a birth cohort[J]. Matern Child Health J, 2011, 15: 1166.

[7] ElSayed NA, Aleppo G, Aroda VR, et al. Management of diabetes in pregnancy: standards of care in diabetes-2023[J]. Diabetes Care, 2023, 46: S254.

[8] 中华医学会内分泌学分会肥胖学组. 中国成人肥胖症防治专家共识[J]. 中华内分泌代谢杂志,2011,27(9): 711-717.

案例 14 妊娠合并间变性大细胞淋巴瘤史

【病史】

现病史:患者,35 岁,孕 16^{+2} 周,确诊"间变性大细胞淋巴瘤"9 年。平素月经规则,末次月经:2023 年 2 月 21 日,预产期:2023 年 12 月 4 日。此次自然妊娠,孕 13 周起我院建卡产检,NT 正常。孕期口服盐酸拉贝洛尔 100 mg,q8h.,联合硝苯地平 30 mg,q.d.,降压治疗,血压控制在 110~120/70~80 mmHg。孕 6 周开始口服阿司匹林 25 mg,t.i.d.,同时给予低分子肝素钠 4 000 IU,q.d.,皮下注射预防血栓至今。现为评估孕期肿瘤复发及血栓风险组织产科 MDT 诊疗。

既往史:2012 年患"自发性胃穿孔"保守治疗。2014 年 8 月 21 日因发现"腹腔包块(肠道肿瘤可能)"行"右半结肠癌根治术+空肠部分切除术",术后病理提示 ALK 阴性的间变性大细胞淋巴瘤(瘤体 18×14×6 cm),结肠部、回肠部、回盲部淋巴结均未见转移。术后给予 6 次化疗,2015 年 2 月因肿瘤复发再次给予 4 次化疗。化疗后随访至今,未发现明显复发病灶。2018 年 7 月诊断"肝门静脉血栓"口服药物溶栓治疗。2022 年 10 月诊断慢性高血压。

生育史:0-0-1-0,2017 年生化妊娠 1 次。

【体格检查】

1. 生命体征 体温 36.3℃,脉搏 82 次/min,呼吸 17 次/min,血压 120/73 mmHg,氧饱和度 98%。

2. 查体 神清,一般情况可,皮肤红润,黏膜无苍白和黄染,口唇无发绀。颈静脉无怒张,心尖搏动在左锁骨中线外 1 cm,心率 82 次/min,心律齐,未闻及杂音,双肺未闻及异常干湿啰音。腹部见陈旧性手术瘢痕,肝脏肋下未及,腹稍隆,软。脊柱四肢无明显异常。

3. 专科检查　宫高 18 cm,腹围 82 cm,听诊胎心 148 次/min,未及宫缩。

【实验室检验和辅助检查】

(1)感染指标:白细胞 7. 15×10^9/L,中性粒细胞百分比 71. 6%,红细胞 4. 05×10^{12}/L,血红蛋白 131 g/L,血小板计数 201×10^9/L。

(2)凝血指标:凝血酶原时间 10. 8 秒,国际标准化比值 0. 96,纤维蛋白原 4. 35 g/L,活化部分凝血活酶时间 26. 3 秒,凝血酶时间 12. 7 秒,抗凝血酶 86%,D-二聚体 0. 38 mg/L。花生四烯酸诱导的血小板聚集率 62. 5%,三磷酸腺苷诱导的血小板聚集率 82. 3%。

(3)生化指标:总蛋白 68. 7 g/L,白蛋白 43. 1 g/L,总胆汁酸 5. 1 μmol/L,ALT 13 U/L,AST 13 U/L,尿素 3. 50 mmol/L,肌酐 72 μmol/L,尿酸 265 μmol/L,eGFR 94 mL/min。糖化血红蛋白 5. 1%。

(4)血栓弹力图:凝血因子 5. 1 min,纤维蛋白原 1. 2 min,血小板活性 67. 9 mm,血凝块溶解百分比 0%,血凝块幅度减少速率 0%。

【MDT 讨论】

1. 心内科建议　患者发现高血压 1 年,最高血压可达 200/160 mmHg 左右,孕前口服美托洛尔联合缬沙坦降压治疗,血压控制可,孕期改盐酸拉贝洛尔 100 mg,q8h.,联合硝苯地平 30 mg,q. d.,降压治疗,目前血压控制在 110~120/70~80 mmHg,降压效果较理想,孕期可以继续维持该方案。此外,可以口服阿司匹林预防子痫前期。

2. 肿瘤科建议　淋巴瘤总体治愈率可达 70%,患者 2015 年化疗后随访腹部增强 CT 未再发现异常病灶,孕期复发概率不大,患者可在密切随访下继续妊娠。孕期可以通过上腹部超声筛查盆腹腔、腹膜后淋巴结情况,在孕 22 周、孕 30 周通过产科超声时进行同步检查,若出现肿瘤复发临床表现或影像学改变,需再次组织 MDT 评估。

3. 血管外科建议　结合患者年龄、既往肿瘤病史、肝门静脉血栓病史,目前孕产妇 VTE 风险评分为 5 分,属静脉血栓中-高风险人群。目前口服阿司匹林+注射低分子肝素预防血栓能满足抗凝治疗需要。现凝血功能正常,建议孕期每 1~2 个月随访凝血功能,适当运动,必要时调整用药。

4. 产科建议　患者目前一般情况可,无妊娠禁忌,在密切监护下可继续妊娠至足月。该患者的危重孕产妇分级属于橙色预警,孕期需动态随访凝血及血压,积极调整用药;重视肿瘤复发征象,必要时再次组织 MDT 评估;分娩方式尽量阴道分娩,若需剖宫产终止妊娠,需注意警惕腹腔黏连,必要时外科台上会诊。

【MDT 结论】

（1）经评估,患者孕期肿瘤复发风险不大,在密切监护下可妊娠至足月分娩。

（2）患者既往有肝门静脉血栓史,孕期已给予阿司匹林+低分子肝素抗凝治疗,孕期血栓再发风险不大。

（3）患者既往有肠道手术史,首选阴道分娩,若需剖宫产术终止妊娠,进腹时谨慎操作,必要时寻求外科协助。

【最后诊断】

（1）G_2P_0,孕 16^{+2} 周,单胎。

（2）妊娠合并慢性高血压。

（3）妊娠合并间变性大细胞淋巴瘤（ALK+ALCL）史。

（4）肝门静脉血栓史。

（5）高龄初产妇。

【治疗经过】

患者孕期过程基本顺利,未发生静脉血栓,未见明显肿瘤复发征象。孕 37 周时因“子痫前期、臀位”于 2023 年 11 月 14 日剖宫产分娩一男婴,体重 2 680 g,Apgar 评分 9 - 10 分,产后 3 d 顺利出院。产后给予低分子肝素皮下注射预防血栓形成,产后 42 d 因并发“子痫前期”随访无殊,心内科、肿瘤科定期随访。

【MDT 诊疗思路】

妊娠合并恶性肿瘤史的患者,孕期管理的难点在于产科医生对恶性肿瘤的转归、孕期监测要点不了解,因此需要联合肿瘤科及其他相关科室共同制定患者的孕期监测计划。

【相关知识点解读】

1. 概念及流行病学　淋巴瘤是一种淋巴系统来源的恶性肿瘤,包括霍奇金淋巴瘤和非霍奇金淋巴瘤。2019 年的全球疾病负担(Global Burden of Diseases,GBD)研究数据显示,中国占全球霍奇金淋巴瘤新发病例的 10.8% 和死亡病例的 9.8%,占非霍奇金淋巴瘤新发病例的 20.1% 和死亡病例的 17.4%。基于中国疾病预防控制中心疾病监测点系统数据的一项研究显示,中国淋巴瘤和骨髓瘤的死亡率每年增加 4.5%[1]。外周 T 细胞淋巴瘤属于非霍奇金淋巴瘤大类,本质上是一组起源于胸腺后 T 淋巴细胞或成熟 NK 细胞的异质性疾病。外周 T 细胞淋巴瘤不是一种疾病,而是一组疾病,2016 年 WHO 分类系统将外周 T 细胞淋巴瘤划分为 4 个大类别,总计 25 个以上亚型。

在这些亚型中,间变性大细胞淋巴瘤(anaplastic large cell lymphoma, ALCL)约为成人非霍奇金淋巴瘤的 2%,在成人普通型外周 T 细胞淋巴瘤中位居第 2 或第 3 位,属于目前临床比较关注的外周 T 细胞淋巴瘤亚型。ALCL 是一种独特的 CD30 阳性外周 T 细胞淋巴瘤,在中枢神经系统中罕见,根据肿瘤细胞是否产生间变性淋巴瘤激酶(anaplastic lymphoma kinase, ALK),可分为两种不同类型:ALK 阳性(ALK+ALCL)和 ALK 阴性(ALK－ALCL)。

淋巴瘤在妊娠人群中的发生率为 13.5/10 万,每 6 000 次妊娠中即有 1 次发病,位于妊娠期新发恶性肿瘤第 4 位,是影响母胎结局的主要恶性疾患之一[2]。在整个美国,估计 ALCL 的发病率为 0.25/100 000[3]。在不同种族的美国人中,与白人、黑人、印第安人或亚太裔相比,ALCL 在亚裔中更少见[4]。ALCL 的发病率有两个年龄高峰,第一个高峰是青春期前期和青春期,第二个高峰则是 60 岁左右。年龄较大成人的间变性大细胞淋巴瘤通常为 ALK 阴性。ALCL 好发于男性,较年轻的 ALK 阳性的 ALCL

患者中,男女比例可能高达 3：1[5]。

2. 非霍奇金淋巴瘤史患者的生育力估计　接受非霍奇金淋巴瘤治疗的患者较年轻,治疗后生育力下降是一个重要问题,且风险随治疗时年龄增大而增大。接受多种化疗方案的患者及接受大剂量化疗后行造血干细胞移植的患者发生不孕不育的风险最高。由于发生率较低,这方面的临床证据也有限。与因复发性或难治性非霍奇金淋巴瘤接受多种化疗方案的患者相比,初始化疗后治愈的非霍奇金淋巴瘤患者通常可放心,其不孕/不育的风险较低。一项研究纳入了 36 例因临床侵袭性非霍奇金淋巴瘤亚型接受治疗的以色列女性,发现虽然一半患者在治疗期间闭经,但除 2 例外所有患者均在首次缓解时恢复月经,通常在完成化疗后 3 个月内恢复,18 例(50%)患者在首次缓解时怀孕[6]。另一项研究纳入了 13 例年轻(<40 岁)的临床侵袭性非霍奇金淋巴瘤亚型连续女性患者,观察了应用大剂量环磷酰胺强化化疗(Mega - CHOP)的影响,同样,研究者发现这种方案对生育力无显著影响,仅 1 例患者发生卵巢早衰,8 例患者自然受孕并分娩健康婴儿[7]。

3. 非霍奇金淋巴瘤史患者的治疗后监测　非霍奇金淋巴瘤史患者的治疗后监测包括监测复发、监测并发症和生活方式改变,这里主要阐述监测复发和并发症。在完成治疗、再分期和证实完全缓解后,患者要定期就诊以监测和评估可能的复发。就诊频率和范围取决于组织学亚型并需要综合患者和临床医生两方面的考虑。治疗结束 5 年后,复发的可能性显著降低,因此监测频率也可适当延长。监测并发症主要包括癌症筛查、心血管健康、内分泌评估和神经精神评估,应着重乳腺癌筛查、高血压、MetS、甲状腺功能、抑郁和创伤后应激障碍等,以上方面孕期也应加强监测。

（王静文　严　晟）

·+·+·+·+·+·+·+·+·+·+·+·+·+　参考文献　·+·+·+·+·+·+·+·+·+·+·+·+·+

[1] Liu W, Liu J, Song Y, et al. Burden of lymphoma in China, 1990—2019：an analysis of the global burden of disease, injuries and risk factors study 2019[J]. Aging（Albany

NY), 2022, 14(7): 3175 – 3190.

[2] Cubillo A, Morales S, Goñi E, et al. Multidisciplinary consensus on cancer management during pregnancy [J]. Clin Transl Oncol, 2021, 23(6): 1054 – 1066.

[3] Han X, Kilfoy B, Zheng T, et al. Lymphoma survival patterns by WHO subtype in the United States, 1973 – 2003 [J]. Cancer Causes Control, 2008, 19(8): 841 – 858.

[4] Adams SV, Newcomb PA, Shustov AR. Racial patterns of peripheral T-cell lymphoma incidence and survival in the United States [J]. J Clin Oncol, 2016, 34(9): 963 – 971.

[5] Falini B, Pileri S, Zinzani PL, et al. ALK+ lymphoma: clinico-pathological findings and outcome [J]. Blood, 1999, 93(8): 2697 – 2706.

[6] Elis A, Tevet A, Yerushalmi R, et al. Fertility status among women treated for aggressive non-Hodgkin's lymphoma[J]. Leuk Lymphoma, 2006, 47: 623.

[7] Dann EJ, Epelbaum R, Avivi I, et al. Fertility and ovarian function are preserved in women treated with an intensified regimen of cyclophosphamide, adriamycin, vincristine and prednisone (Mega-CHOP) for non-Hodgkin lymphoma[J]. Hum Reprod, 2005, 20: 2247.

案例 15　妊娠合并甲状腺癌术后

【病史】

现病史：患者,26 岁,G_1P_0,孕 13 周,发现甲状腺功能减退 2 周。平素月经不规则,根据孕早期超声更正末次月经:2022 年 7 月 28 日,预产期:2023 年 5 月 3 日,此次意外妊娠。2022 年 9 月 9 日(孕 6 周)检测 TSH 6.52 mU/L,给予增加左甲状腺素钠片剂量至 125 mg/d,10 月 13 日(孕 11 周)来我院建卡产检,胎儿 NT 1.3 mm,再次复查 TSH 为 27.3 mU/L,增加左甲状腺素钠片剂量至 125 mg/d、150 mg/d 交替口服。现因积极调整左甲状腺素钠片剂量后 TSH 改善不理想组织产科 MDT 诊疗。

既往史：2015 年 12 月因"甲状腺乳头状癌"在外院行甲状腺全切除术+左侧颈淋巴结清扫术+中央区淋巴清扫术+双侧喉返神经解剖术,左侧中央区淋巴结、左侧Ⅱ区淋巴结、左侧Ⅲ区淋巴结均见癌转移。术后给予低碘饮食,左甲状腺素钠片 100 mg 口服,q.d.。2016 年 1 月 25 日至 1 月 30 日行放射性碘(^{131}I)治疗,术后一直内分泌科随访,长期口服左甲状腺素钠片 100 mg/d,定期复查甲状腺功能,甲状腺功能控制良好。

婚育史：0-0-0-0。

【体格检查】

1. **生命体征**　体温 36.6℃,脉搏 80 次/min,呼吸 17 次/min,血压 121/75 mmHg。

2. **查体**　患者神志清,精神可,营养中等,颈部见陈旧性手术瘢痕,愈合好。双肺呼吸音清,心律齐,各瓣膜区未闻及明显杂音。腹稍隆,软,肝脾肋下未及。脊柱四肢无明显异常。双下肢无浮肿。

3. **专科检查**　宫高耻骨上 3 横指,腹围 92 cm,听诊胎心 152 次/min,未及宫缩,未行阴道检查。

【实验室检验和辅助检查】

1. **首次就诊(孕 6 周)**　甲状腺功能:TSH 6.52 mU/L↑。

2. **建卡时(孕 11 周)**

(1) 感染指标、凝血指标、生化指标、尿液指标等均正常。

(2) 甲状腺功能:TSH 27.3 μIU/L↑,FT_3 1.8 pg/mL,FT_4 1.28 pg/mL。

(3) 产科超声:胎儿生长相当于孕 11 周,NT 1.3 mm。

(4) 上腹部超声:未见异常。

(5) 心电图:窦性心律,ST 段异常,T 波改变。

(6) 超声心动图:心内结构及血流未见明显异常,左心室收缩功能正常。

【MDT 讨论】

1. **内分泌科建议**　该患者因"乳头状甲状腺癌"行甲状腺全切除术联合[131]I 治疗术后,甲状腺癌孕期复发概率不大。由于自身甲状腺组织基本清除,替代治疗的左甲状腺素钠片的量比较大。甲状腺乳头状癌属于甲状腺低危型肿瘤,一般建议术后 TSH 控制在 0.5 mIU/L 以下。建议该类患者从备孕期即做好甲状腺功能随访,保持 TSH<2.5 mIU/L,一旦妊娠,1~2 周复查甲状腺功能,根据检查结果及时调整甲状腺素用量,孕期用量通常需要增加 30%~50%。

孕 12 周前,胎儿无法自身合成甲状腺激素,完全靠母体来源,而甲状腺激素对胎儿的生长发育至关重要,所以孕 12 周前应维持 TSH<2.5 mIU/L,FT_4 在正常高限。本案例患者对外源补充的甲状腺素反应良好,增加给药剂量后 TSH 迅速回落,可以继续维持该剂量,1 周后复查。

2. **营养科建议**　患者甲状腺已全部清除,摄入碘导致甲状腺癌复发的概率极低。同时,胎儿在生长发育过程中需要碘的摄入,胎儿碘缺乏会影响胎儿自身合成甲状腺激素。因此,本案例患者不需要限制碘的摄入。建议 5 g/d 含碘盐+一个鸡蛋,保证碘的摄入量。另外该孕妇消瘦,BMI 只有 17 kg/m²，需要关注整个孕期的体重增长，保证胎儿的营养需求。

3. 药学部建议　人体内的碘成分有左旋甲状腺素和右旋甲状腺素两种，而左旋甲状腺素的生物利用度更高，效果更好。左甲状腺素钠片的有效成分是左旋甲状腺素，其美国 FDA 妊娠期安全用药分类为 A 类，美国 FDA 哺乳期安全用药分类为 L1 类，属于孕期和哺乳期安全的用药范围。服用左甲状腺素钠片补充患者生理需要量时，对胎儿不会有不良反应，对妊娠结局也不造成不良影响。乳汁中左甲状腺素钠片的量非常低，因此不影响母乳喂养。左甲状腺素钠片空腹时服用效果最佳，与钙剂、铁剂应间隔 4 h 以上服用。该患者孕早期 TSH 上调除了受妊娠相关激素影响外，还需要考虑妊娠剧吐导致的服用药物的丢失，因此在左甲状腺素钠片服用剂量较高时再加量需谨慎。

4. 专科护理建议　护理的重点是患者的心理健康、心理疏导。恶性肿瘤的患者往往心理压力大，又处于妊娠这一特殊时期，患者不免会担心胎儿发育、孕期并发症、孕期肿瘤复发和转移等。做好心理疏导有利于患者积极面对问题和困难，配合治疗，从而达到最好的疗效。

5. 产科建议　胎儿在孕 12 周前完全依靠母体来源的甲状腺素，该患者完全依赖补充的甲状腺素，所以孕早期要增加左甲状腺素钠片的量维持 TSH<2.5 mIU/L。建议 1~2 周复查一次甲状腺功能，及时调整左甲状腺素钠片用量，使 TSH 快速达到目标值。长期大量服用左甲状腺素钠片需要关注孕妇的心功能、骨质疏松等问题，孕期需要补钙、补铁等。但是这些营养补充剂应该与左甲状腺素钠片口服间隔 4 h，否则影响药物的吸收。孕期严密监测胎儿生长发育情况。

【MDT 结论】

（1）目前"妊娠合并甲状腺功能减退"诊断成立。

（2）孕期积极增加左甲状腺素钠片的摄入，调整 TSH 尽快达到 <2.5 mIU/L 的水平。建议左甲状腺素钠片空腹口服，1~2 周复查甲状腺功能。孕期补充钙剂、铁剂与口服左甲状腺素钠片间隔 4 h 以上。产后应减少左甲状腺素钠片的量，恢复到孕前 TSH<2.5 mIU/L 的服药量，2~4 周复查甲状腺功能即可。长期大量服用左甲状腺素钠片，需要关注药物对

心脏的损害,孕期注意复查心功能、心电图、超声心动图。

（3）孕期建议服用加碘盐,碘对胎儿甲状腺发育及功能完善具有促进作用。

（4）左甲状腺素钠片美国 FDA 妊娠期安全用药分类为 A 类,美国 FDA 哺乳期安全用药分类为 L1 类,在生理需要量的情况下,不会对胎儿/新生儿造成不良影响。母乳喂养中左甲状腺素钠片的含量较低,不影响母乳喂养。

【最后诊断】

（1）G_1P_0,孕 13 周,单胎。

（2）妊娠合并甲状腺功能减退。

（3）甲状腺癌术后。

【治疗经过】

患者每周复查 TSH 指导左甲状腺素钠片用量,3 周后调整左甲状腺素钠片剂量 150 mg/d,孕 13^{+4} 周复查 TSH 降至 2.65 μIU/mL,后维持 TSH 在 0.18~2.65 μIU/mL 直至分娩。定期产检,NIPT 低风险、胎儿超声畸形筛查未见异常、OGTT 正常、胎儿生长发育速度正常。2023 年 4 月 20 日于孕 38 周行剖宫产术,分娩一男婴,体重 3 250 g,Apgar 评分 9 - 10 分。产后复查 TSH 2.79 μIU/mL,左甲状腺素钠片恢复至孕前剂量并随访 TSH。患者产后恢复良好,新生儿甲状腺功能筛查未见异常。

【MDT 诊疗思路】

随着对孕期甲状腺功能的日益重视,大部分产科医生能应对 TSH 轻度偏高的情况,给予适当的左甲状腺素钠片治疗。但甲状腺全切除术后的患者,由于完全靠药物替代甲状腺的功能,有诸多的治疗关键点需要多学科的有效干预。本案例患者通过 MDT 诊疗,不同学科专家从甲状腺癌孕期复发率、孕期左甲状腺素钠片调整方案、甲状腺功能监测关键点、加碘盐相关饮食建议、孕期心理护理、孕期药物使用安全性、胎儿发育等诸多方面与患者进行了充分的交流,干预效果显著。

【相关知识点解读】

1. 概念及流行病学　甲状腺功能减退包括显性甲状腺功能减退（overt hypothyroidism，OH）和亚临床甲状腺功能减退（subclinical hypothyroidism，SCH）。2011 年美国甲状腺协会发布了《妊娠期和产后甲状腺疾病诊治指南》,定义 OH 诊断标准为 TSH 水平高于 2.5 mIU/L 且血清 FT_4 低于正常水平,或 TSH 水平高于 10.0 mIU/L;SCH 诊断标准为 TSH 在 2.5~10.0 mIU/L,且 FT_4 处于正常水平[1]。

全球范围内,妊娠合并 SCH 患病率为 3.5%~18%,OH 患病率为 0.2%~0.6%[2]。2015 年美国妇产科医师协会《妊娠甲状腺疾病指南》指出美国孕妇妊娠期 OH 流行率为 0.2%~1%,SCH 患病率为 2%~5%[3]。Shan 等 2009 年在中华医学会内分泌学分会支持下,在 4 000 名孕 4~20 周妇女中开展了一项基于 10 家医院的多中心横断面研究,该研究以各孕周 120 例健康孕妇的检测结果为标准,建立不同孕周的参考值范围,并以此为诊断标准判定 OH 和 SCH。研究结果显示,中国孕妇妊娠前半期（孕 4~20 周）的 OH 和 SCH 的患病率分别为 0.6% 和 5.4%[4]。2019 年中国《妊娠和产后甲状腺疾病诊治指南》（第 2 版）中制定了孕前 TSH 筛查、诊断和管理流程,为孕前甲状腺疾病的早期诊治奠定了基础[5]。

2. 妊娠期甲状腺指标的变化规律　正常女性妊娠早期血清 TSH 参考范围的上限值和下限值都会不同程度地下降,少数妊娠妇女甚至低至不能被检测到的水平（TSH<0.01 mIU/L）;妊娠中期血清 TSH 逐渐升高,妊娠晚期甚至可能高于普通人群;但是,妊娠中期和晚期也有少数女性 TSH 仍处于较低水平。而 FT_4 在妊娠早期由于 HCG 的升高,其血清水平可以高于非妊娠妇女参考范围上限,妊娠中期和妊娠晚期 FT_4 逐渐下降[6]。

妊娠期间,甲状腺激素结合球蛋白水平增加,受其影响,TT_4 从孕 7 周开始逐渐升高,孕 16 周达到最高,约升高 50%。孕 16 周之后,可以将普通人群 TT_4 参考范围乘以 1.5 倍得到妊娠特异的 TT_4 参考范围。可见,妊娠期间 TSH 和 T_4 的参考值范围与非妊娠时均有所差别。

3. 妊娠合并分化型甲状腺癌术后的孕期治疗　对于妊娠前已确诊且已接受治疗的分化型甲状腺癌患者,妊娠期间的 TSH 控制目标,可根据孕前初始肿瘤复发风险、对治疗的反应及副反应来设定。甲状腺癌复发风险高危者,血清 TSH 应在不良反应可耐受的前提下保持<0.1 mIU/L;甲状腺癌复发风险低危且治疗反应良好者,血清 TSH 目标可放宽至 2.0 mIU/L 以下;甲状腺癌复发风险介于高、低危之间者,血清 TSH 可控制于 0.1 mIU/L 至正常范围下限。与正常孕妇相比,分化型甲状腺癌患者在妊娠期间的 TSH 抑制治疗目标贴近或轻度低于正常孕产妇的参考范围,为正常甲状腺功能或亚临床甲状腺毒症状态,这既能满足妊娠期间母体和胎儿充足的甲状腺激素供给,又能抑制 TSH 依赖的恶性肿瘤细胞生长和复发。

4. 备孕期血清 TSH 筛查、诊断和管理流程图　见图 15 - 1[7]。

5. 孕产期甲状腺疾病筛查诊治流程图　详见图 15 - 2[7]。

（徐文怡　陈金秋）

+·+·+·+·+·+·+·+·+·+·+·+·+·+·+·+·+·+ **参考文献** ·+·+·+·+·+·+·+·+·+·+·+·+·+·+·+·+·+·+

[1] Stagnaro-Green, A, Abalovich, M, Alexander, E, et al. Guidelines of the American Thyroid Association for the diagnosis and management of thyroid disease during pregnancy and postpartum[J]. Thyroid, 2011, 21: 1081 - 1125.

[2] Korevaar TIM, Medici M, Visser TJ, et al. Thyroid disease in pregnancy: new insights in diagnosis and clinical management[J]. Nat Rev Endocrinol, 2017, 13: 610 - 622.

[3] American College of Obstetricians and Gynecologists. Thyroid disease in pregnancy[J]. Obstet Gynecol, 2015, 125: 996 - 1005.

[4] Shan ZY, Chen YY, Teng WP, et al. A study for maternal thyroid hormone deficiency during the first half of pregnancy in China[J]. Eur J Clin Invest, 2009, 39: 37 - 42.

[5] 《妊娠和产后甲状腺疾病诊治指南》(第 2 版)编撰委员会,中华医学会内分泌学分会,中华医学会围产医学分会. 妊娠和产后甲状腺疾病诊治指南(第 2 版)[J]. 中华内分泌代谢杂志,2019,35(8):636 - 665.

[6] Gao X, Li Y, Li J, et al. Gestational TSH and FT_4 reference intervals in Chinese women: a systematic review and Meta-Analysis [J]. Front Endocrinol (Lausanne), 2018, 9: 432.

[7] 单忠艳,王临虹. 孕产期甲状腺疾病防治管理指南[J]. 中国妇幼卫生杂志,2022, 13(4):1 - 15.

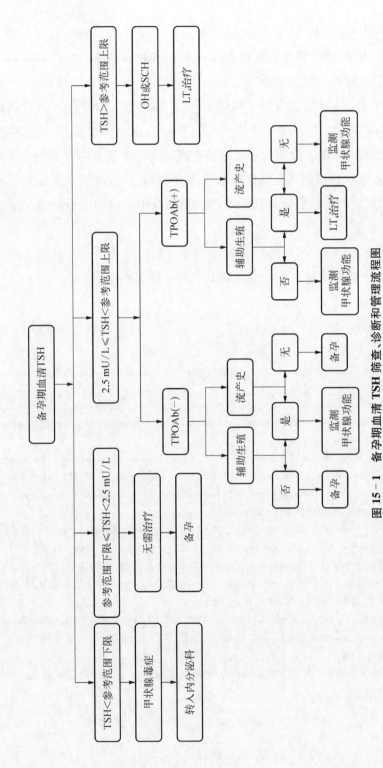

图 15-1　备孕期血清 TSH 筛查、诊断和管理流程图

LT₄，左甲状腺素钠（levothyroxine 4）；TPOAb，甲状腺过氧化物酶自身抗体（thyroid peroxidase autoantibody）；OH，临床甲状腺功能减退；SCH，亚临床甲状腺功能减退

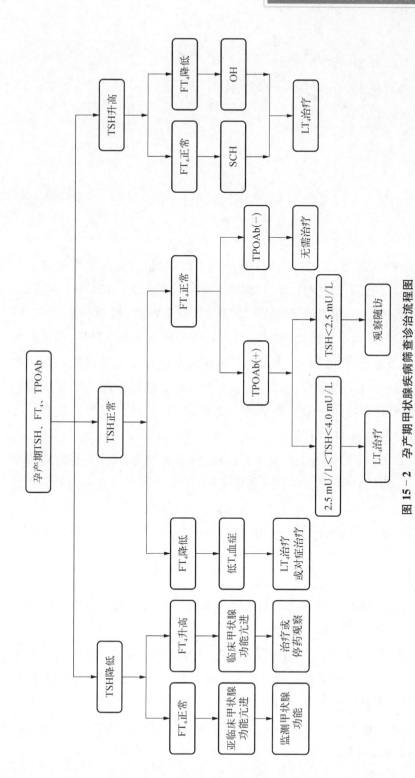

图 15-2　孕产期甲状腺疾病筛查诊治流程图

LT₄，左甲状腺素钠；TPOAb，甲状腺过氧化物酶自身抗体；OH，临床甲状腺功能减退；SCH，亚临床甲状腺功能减退

案例 16　妊娠合并泌尿系结石

【病史】

现病史：患者，24 岁，G_1P_0，孕 19^{+1} 周，右侧腰背部间歇性胀痛 2 d。平素月经规则，末次月经：2020 年 10 月 25 日，预产期：2021 年 8 月 2 日。此次自然妊娠，早孕反应轻微，孕 12 周我院建卡产检，规律产检，胎儿 NT 1.1 mm，NIPT 提示低风险。2 d 前自觉右侧腰背部间断性胀痛，呈逐渐加重，伴肉眼血尿、恶心呕吐，无腹痛及阴道流血流液。急诊来院查泌尿系统超声提示：右侧输卵管上端扩张，内径 6 mm。右侧肾盂扩张，最大前后径 16 mm，肾实质回声未见明显异常改变。孕期因症状反复加重多次收治入院并组织 MDT 诊疗评估。

既往史：尿路结石病史 5 年，曾有肾绞痛发作史，每次发作时需口服止痛药。否认其他慢性疾病史、传染病史、手术外伤史。有头孢类药物过敏史。

婚育史：已婚未育，0-0-0-0。

【体格检查】

1. 生命体征　体温 36.8℃，脉搏 92 次/min，呼吸 22 次/min，血压 128/76 mmHg，氧饱和度 100%。

2. 查体　神志清，痛苦面容，无贫血貌，精神欠佳，被动体位，发育正常，营养中等。心律齐，心、肺听诊未闻及异常。腹隆起，软，无压痛、反跳痛及肌卫，肝脾肋下未及，右肾区叩击痛(++)，双下肢浮肿(-)。

3. 专科检查　宫高 19 cm，腹围 80 cm，听诊胎心 150 次/min，未及宫缩，未行阴道检查。

【实验室检验和辅助检查】

1. 首次入院(19^{+1}周)

(1) 感染指标:白细胞 17.47×10^9/L↑,中性粒细胞百分比 94.2%↑,血红蛋白 105 g/L↓,血小板计数 195×10^9/L,CRP 7.01 mg/L,降钙素原 0.109 ng/mL,IL–6 18 pg/mL。乙肝两对半、丙肝、HIV、梅毒均阴性。

(2) 凝血指标:正常。

(3) 生化指标:钾 3.34 mmol/L,钠 136 mmol/L,氯 101.7 mmol/L,二氧化碳结合力 22.8 mmol/L,葡萄糖 4.9 mmol/l。肝肾功能正常。

(4) 尿液指标:尿蛋白 1+↑,尿隐血 4+↑,镜检红细胞满视野。白细胞 0~1 个/高倍镜视野。

(5) 甲状腺功能:正常。

(6) 泌尿系超声:右侧输卵管上端扩张,内径 6 mm。右侧肾盂扩张,最大前后径 16 mm,肾实质回声未见明显异常改变。

(7) 产科超声:单胎存活,羊水量正常,胎儿生长发育符合孕周。

(8) 下腹部 CT:右侧输尿管下段见结节状高密度影,大小约 5.2 mm,右肾盂及右输尿管扩张,周围见絮状密度增高影。提示右侧输尿管下端结石,伴右肾、右侧输尿管积水。

2. 第二次入院(孕 27^{+6}周)

(1) 感染指标:白细胞 24.48×10^9/L↑,中性粒细胞百分比 92%↑,血红蛋白 109 g/L↓,血小板计数 254×10^9/L,CRP 30.4 mg/L↑。

(2) 泌尿系超声:双肾结石,右肾积水、右侧输尿管上段扩张。

3. 第三次入院(孕 34^{+1}周)

(1) 感染指标:白细胞 9.69×10^9/L,中性粒细胞百分比 79.6%,血红蛋白 108 g/L↓,血小板计数 288×10^9/L,CRP 6.74 mg/L。

(2) 泌尿系超声:双侧肾盂扩张,右侧宽 30 mm,左侧宽 20 mm,双侧输尿管上段扩张,右侧内径 16 mm,左侧内径 9 mm。

【MDT 讨论】

1. 产科建议　妊娠合并泌尿系结石的治疗一般首选保守治疗,以解痉、预防感染等对症支持治疗为主,但当出现结石梗阻积水伴感染、肾绞痛频繁发作或疼痛不能缓解时应考虑手术治疗。患者目前孕 19 周,入院后经积极保守治疗,效果不佳,有置入输尿管支架指征。术前需与患者及家属充分沟通,告知手术风险,术后需加强抗感染、抑制宫缩等治疗,动态关注尿量、肾脏超声及感染指标变化。

2. 泌尿外科建议　患者因右侧腰背部间断胀痛 2 d 急诊就诊,既往有泌尿系结石病史,本次 CT 检查提示右肾肾盂输尿管扩张,输尿管下段结石。结合病史、症状体征及辅助检查,妊娠合并泌尿系结石诊断明确。目前已给予补液、解痉、镇痛、抗感染等对症支持治疗,肾功能正常,但患者肾绞痛仍然不能缓解,并伴感染,建议行输尿管支架置入术。患者目前孕 19 周,此次放置输尿管支架后,随着妊娠的进展,子宫生理性增大,仍可能会反复发生结石梗阻、肾绞痛。此外,因妊娠会显著增加支架结垢的风险,有必要在分娩前每 4~6 周更换 1 次支架。

3. 药学部建议　结合病情,患者目前虽然体温正常,但感染指标偏高,以白细胞、中性粒细胞百分比明显升高为主,降钙素原轻度升高,考虑炎症可能性大,疼痛引起的应激反应不除外。因头孢类药物过敏,入院后给予克林霉素抗感染,但当前克林霉素用量较小,应调整用量,隔日复测血常规、降钙素原及 CRP。若感染指标下降或临床症状缓解不明显,可考虑升级抗生素为美罗培南。鉴于患者曾发生过注射头孢类药物呼吸困难的严重过敏史,使用碳青霉烯类不良反应发生率升高,使用抗生素期间应严格监测不良反应的发生。

【MDT 结论】

(1) 目前"妊娠合并泌尿系结石、肾绞痛"诊断明确。

(2) 已积极给予解痉、镇痛、抗感染等对症支持治疗,但患者肾绞痛仍然不能缓解,建议行输尿管支架置入术,但需充分知情同意。

(3) 加强输尿管支架置入术围术期管理,术后注意疼痛管理、抑制宫缩、抗感染、补液等治疗,动态关注尿量及感染指标变化。抗生素的选择及用量应根据患者的感染指标变化及时进行调整。

(4) 输尿管内支架植入术后伴随妊娠子宫增大、压迫,仍可能会反复发生结石梗阻、肾绞痛。孕期需定期更换支架,泌尿外科门诊随访。

【最后诊断】

（1）G_1P_0，孕 19^{+1} 周，单胎。

（2）妊娠合并泌尿系结石。

【治疗经过】

首次入院：与患者及家属充分沟通病情，于孕 19^{+2} 周在静脉麻醉下行经尿道右侧输尿管支架置入术，术后克林霉素抗感染 72 h、硫酸镁抑制宫缩 48 h，动态关注患者尿量、感染指标变化，术后恢复情况良好，予出院后泌尿外科门诊定期随访。

第二次入院：孕 27^{+6} 周患者再次出现间断性右侧腰痛伴双侧肾绞痛，加重后再次入院，予哌拉西林他唑巴坦钠、磷霉素抗感染治疗后，行右侧输尿管支架置换术+左侧输尿管支架置入术，术后继续抗感染及对症处理，症状好转出院。

第三次入院：孕 34^{+1} 周患者出现严重左侧肾绞痛，解痉镇痛治疗无效，给予患者磷霉素抗感染治疗后，在静脉麻醉下行膀胱镜检查+左侧输尿管支架置换术，术中取出的输尿管支架上遍布结石。术后给予抗感染、解痉、抑制宫缩等治疗，患者症状缓解后出院。

第四次住院：孕 38^{+2} 周因"胎儿生长受限"收入院，行 COOK 球囊促宫颈成熟，次日人工破膜引产，孕 38^{+3} 周顺产一活男婴，出生体重 2 350 g，Apgar 评分 9－10－10 分。胎盘胎膜自娩完整，产后出血 290 mL，产后 3 d 出院。产后 42 d 泌尿外科就诊取出双侧输尿管支架，并行钬激光碎石术，术后恢复良好。

【MDT 诊疗思路】

妊娠合并泌尿系结石是非产科指征住院的常见原因。尽管其发生率不高，但治疗过程需 MDT 的协作，由 MDT 共同评估疾病的严重程度和影响范围，从母胎安全、感染防治、梗阻解除等多个方面制定最佳诊疗方案。在保守治疗无效时，及时进行手术干预。同时考虑伴随妊娠进展结石梗阻复发可能，术后产检过程中产科和泌尿外科全程协同共管，做好结石梗阻复发的应急预案。

【相关知识点解读】

1. **概念及流行病学**　泌尿系结石是外科常见病、多发病,但妊娠合并泌尿系结石则相对少见。文献报道妊娠期泌尿系结石发病率为 0.026% ~ 0.531%,其中症状性结石的发生率为 1/3 000 ~ 1/500,以妊娠中晚期更为常见,其发病原因可能与妊娠期泌尿系统解剖生理以及激素、磷酸钙代谢水平改变等有关[1,2]。大多数出现泌尿系结石的妊娠患者并无结石病既往史[1]。与非孕期相比,妊娠期肾血浆流量及肾小球滤过率均显著增加,致代谢产物尿素、肌酐等排泄增加,但同时也增加了结石形成物(葡萄糖、钠、钙和尿酸)及结石抑制物(枸橼酸、镁、黏多醇类等)的滤过。此外,妊娠期由于增大子宫的压迫、孕激素水平的升高,可造成输尿管内压力增高、平滑肌张力降低,致使肾盂及输尿管扩张、增粗(右侧最为明显),尿流缓慢。因此,妊娠期解剖生理、激素水平的改变可能是诱发妊娠期泌尿结石形成的危险因素。

2. **妊娠合并泌尿系结石临床表现及危害**　急性腰背部疼痛是最常见的症状,且常可放射至腹股沟区或下腹部,相较于急性肾盂肾炎引起的腰背部疼痛,泌尿系结石引起的疼痛程度更为剧烈。75% ~ 95% 的患者可表现为血尿,其中 1/3 为肉眼血尿,脓尿发生率约 40%,以上症状与非妊娠患者相似。研究发现[3,4],妊娠合并泌尿系结石会增加尿路感染、流产、早产、子痫前期、低出生体重儿、剖宫产分娩的发生风险。因此,妊娠期泌尿系结石的处理仍面临一定挑战,需要 MDT 协作,以确保母婴安全。

3. **妊娠合并泌尿系结石的诊断及治疗**　妊娠患者出现肾绞痛或腰背痛,伴或不伴血尿,应怀疑泌尿系结石可能,尤其是有结石病史的患者,需要按流程进行初始评估及诊治(图 16 - 1)。推荐进行实验室和影像学检查,以确认结石是否存在并评估尿路梗阻的体征。实验室检查包括血常规、尿常规、中段尿培养、肝肾功能和电解质等。影像学检查首选泌尿系超声,必要时可选择 CT 平扫或磁共振尿路造影检查。

妊娠合并泌尿系结石的治疗较为复杂,通常需要产科、影像科、泌尿外科的多学科协作。一般首选保守治疗,包括补液、利尿、解痉、镇痛、预防感染等对症支持治疗,其间加强胎儿及产科并发症的监测评估。一旦

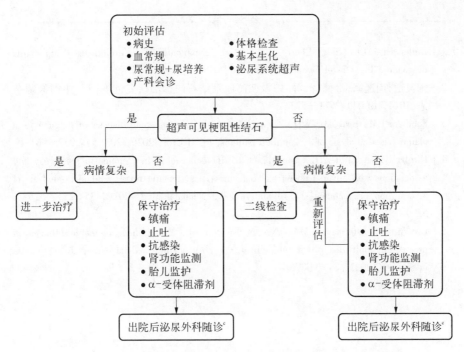

图 16－1　疑似妊娠合并泌尿系结石患者的初始评估及诊治流程[5]

图中"病情复杂"指合并泌尿道感染、发热、血流动力学不稳定、少尿或无尿、急性肾衰竭、胎儿窒息等情况

出现下述情况,应及时行手术治疗:① 结石梗阻伴泌尿道感染、脓毒症或急性肾损伤;② 双侧输尿管梗阻或孤立肾梗阻;③ 肾绞痛频繁发作或疼痛经药物治疗不能缓解。经尿道放置输尿管支架或经肾造口置管是目前妊娠期常用且有效的手术方法。

4. **妊娠合并泌尿系结石分娩时机及方式的选择**　尚无统一标准,可参考 2021 年美国《妊娠期肾结石诊治——单中心多学科指南》建议[5]。妊娠合并泌尿系结石并非剖宫产手术指征,大多数未足月的泌尿系结石患者可通过保守治疗缓解症状并继续妊娠至足月分娩。对于足月后结石发作者,应在及时终止妊娠后再处理结石。胎儿安全娩出后,结石的处理方式参照非妊娠期即可;如患者有产科剖宫产指征,排除泌尿外科处理结石的禁忌证,可于胎儿娩出后即刻行根治性取石或碎石术。

（刘　云　施君瑶）

·+·+·+·+·+·+·+·+·+·+·+·+·+·+· **参考文献** ·+·+·+·+·+·+·+·+·+·+·+·+·+·+·+·

［1］Butler EL, Cox SM, Eberts EG, et al. Symptomatic nephrolithiasis complicating pregnancy［J］. Obstet Gynecol, 2000, 96(5 Pt 1)：753－756.

［2］宋灵敏,周逢海,常德辉,等. 妊娠期泌尿系结石的诊治研究进展［J］. 中国医师杂志,2014,16(04)：571－573.

［3］Sohlberg EM, Brubaker WD, Zhang CA, et al. Urinary stone disease in pregnancy：a claims based analysis of 1.4 million patients［J］. J Urol, 2020, 203(5)：957－961.

［4］Kirubarajan A, Taheri C, Yau M, et al. Incidence of kidney stones in pregnancy and associations with adverse obstetrical outcomes：a systematic review and meta-analysis of 4.7 million pregnancies［J］. J Matern Fetal Neonatal Med, 2022, 35(25)：5282－5290.

［5］Lee MS, Fenstermaker MA, Naoum EE, et al. Management of nephrolithiasis in pregnancy：multi-disciplinary guidelines from an academic medical center［J］. Frontiers in Surgery, 2021, 8：796876.

案例 17 妊娠合并子宫畸形

【病史】

现病史：患者,25 岁,孕 13 周,腹部超声发现右侧宫角妊娠可能 10 d。平素月经不规则,末次月经：2023 年 3 月 28 日,预产期：2024 年 1 月 2 日。本次促排卵后受孕,停经 40+天无明显诱因下出现阴道流血,至当地某医院就诊,超声提示宫内妊娠,见心搏,胚胎偏右侧宫腔,予达芙通、安琪坦、芬吗通口服、黄体酮针肌注、间苯三酚静滴治疗,经上述治疗后阴道流血止,药物治疗 2 周后停药。2023 年 6 月 12 日(孕 10^{+6} 周)至某医院复查超声提示右侧宫角妊娠可能,建议终止妊娠。6 月 13 日(孕 11 周)患者来上海某三甲专科医院复查,超声提示胚囊位于宫腔右侧、鞍状子宫可能;盆腔 MRI 提示孕囊位于右侧宫角处,右侧宫角形态稍饱满,子宫肌层最薄处 3 mm,遂告知患者宫角妊娠及子宫破裂相关风险,建议患者积极终止妊娠。6 月 15 日(孕 11^{+2} 周)患者来我院门诊要求再次评估妊娠风险,腹部超声提示右侧宫角子宫肌层回声变薄,局部肌层最薄处厚度 2.6 mm。孕期为评估子宫破裂风险组织两次产科 MDT 诊疗。

既往史：既往多囊卵巢综合征、胰岛素抵抗病史 2 年余。2020 年 12 月~2023 年 3 月期间 6 次宫腔镜手术史。

生育史：已婚未育,0-0-2-0,2020 年 12 月因"胚胎停育"行宫腔镜下清宫术;2021 年 10 月因"右侧宫角妊娠可能"行宫腔镜下清宫术;2021 年 12 月因"宫腔黏连、子宫形态异常"行宫腔镜探查并放置节育环;2022 年 5 月宫腔镜下取出节育环;2022 年 11 月因经量减少再次宫腔镜检查并放环;2023 年 2 月宫腔镜下再次取出节育环。

【体格检查】

1. 生命体征　体温 36.3℃,脉搏 80 次/min,呼吸 18 次/min,血压132/76 mmHg。

2. 查体　患者一般情况良好,神志清,精神可,行动自如,发育正常,营养中等,皮肤、黏膜无黄染、无淤斑淤点,无贫血貌。心率 80 次/min,律齐,心肺听诊无异常;腹膨隆,腹软,肝脾肋下未及,双下肢浮肿(-)。生理反射存在,病理反射未引出。

3. 专科检查　听诊胎心 136 次/min,未及宫缩,未行阴道检查。

【实验室检验和辅助检查】

1. 第一次 MDT 诊疗(孕 12 周)

(1) 凝血指标:凝血酶原时间 7.42 秒,凝血酶时间 16.2 秒,国际标准化比值 0.86,纤维蛋白原 4.97 g/L,纤维蛋白(原)降解产物 7.76 μg/mL,D-二聚体 1.63 mg/L。

(2) 产科超声:头臀长 61 mm;NT 1.3 mm;胎盘位于子宫右侧前壁、侧壁及后壁,厚度 16 mm,胎盘下缘距离宫颈内口大于 20 mm。羊水池最大深度 31 mm。宫颈长度 32 mm,呈"T"形,内口未见分离,未见明显异常回声。右侧宫底局部肌壁最薄处厚度 3.1 mm。

(3) 盆腔 MRI:子宫腔内可见胎儿,胎盘位于子宫后壁及右侧壁,最低处约位于宫颈部。

2. 第二次 MDT 诊疗(孕 30 周)

(1) 感染指标:白细胞 $8.32×10^9$/L,中性粒细胞百分比 77.0%,血红蛋白 99 g/L,血小板 $238×10^9$/L,CRP 7.24 mg/L。乙肝两对半、丙肝、HIV、梅毒均阴性。

(2) 生化指标:丙氨酸转氨酶 26 U/L,天冬氨酸转氨酶 33 U/L,肌酐30 μmol/L,总胆红素 8.7 μmol/L。

(3) 尿常规:尿蛋白(-),余指标均正常。

(4) 盆腔 MRI:胎盘位于子宫后壁及右侧壁,与子宫肌层分界清晰,子宫肌层未见缺失。

【MDT 讨论】

1. 第一次 MDT 讨论(孕 12 周时)

(1)放射科建议:现场盆腔 MRI 阅片,胎盘位于子宫右侧前壁、侧壁及后壁。胎儿、胎盘都在宫腔内,仅右侧宫角处饱满,但可能与鞍状子宫、孕囊着床部位偏右侧相关。现已孕 12 周,未见与子宫破裂相关的明显征象。

(2)妇科建议:结合孕早期超声,孕囊着床部位偏右侧宫角,但宫角妊娠属于宫内妊娠,与间质部妊娠的区别在于孕早期孕囊是否位于子宫圆韧带的内侧。结合孕早期、孕中期超声及 MRI,孕囊往宫腔内发育,现已孕 12 周,无腹痛、出血等流产或子宫破裂迹象。胎儿切盼,因此倾向于严密监护下继续妊娠。

(3)产科建议:产科关心的两个问题,一是孕期子宫破裂的风险,现在来看风险在减小;二是胎盘植入的风险,MRI 提示胎盘在右侧宫角,需要密切监测。建议孕 28~30 周再进行一次 MDT 疹疗,重点还是这两点。另外,随着孕周增加,分娩方式需要考虑,可适当放宽剖宫产手术指征。

2. 第二次 MDT 讨论(孕 30 周时)

(1)放射科建议:MRI 提示随着胎儿胎盘的发育,目前胎盘位于子宫后壁及右侧壁,与子宫肌层分界清晰,肌层呈连续性。考虑胎盘植入风险较低,但盆腔 MRI 判断胎盘植入也存在一定的局限性,且患者存在胎盘植入可能的较多高危因素,产时应警惕胎盘植入性疾病,预防产时、产后出血。

(2)妇科建议:宫角妊娠导致子宫破裂的风险多见于妊娠早中期,目前已孕 30^{+6} 周,考虑因本次宫角妊娠造成的子宫破裂风险期已过,并且现胎儿生长发育均正常,可定期产检,继续待产至足月。如有腹痛、阴道出血等症状,及时就诊。

(3)产科意见:目前综合考虑患者病史及影像学检查的结果,原则上来说现无绝对剖宫产指征,但考虑到存在子宫畸形(鞍状子宫),经阴道分娩时可能存在因子宫的不对称性导致宫缩不协调、极性异常,增加难产风险,故可适当放宽剖宫产指征。因胎儿珍贵,患者较焦虑,可于孕 36^{+6} 周入院待产,择期行剖宫产术终止妊娠,术前做好充分准备,做好产时、产后出血应急预案。合理饮食,保持心情愉悦,继续口服铁剂纠正贫血。

【MDT 结论】

（1）目前"妊娠合并子宫畸形（鞍状子宫）"诊断明确，且"胎盘植入、宫角妊娠"诊断依据不足，可定期产检，继续待产至足月，若出现腹痛、阴道出血等症状，及时就诊。

（2）考虑母胎风险及孕妇焦虑状态，可于孕 36^{+6} 周入院待产，择期行剖宫产术终止妊娠，术前做好充分准备，做好产时、产后出血应急预案。

【最后诊断】

（1）G_3P_0，孕 30^{+6} 周，单胎。

（2）妊娠合并子宫畸形（鞍状子宫）。

（3）妊娠合并轻度贫血。

（4）妊娠合并胰岛素抵抗。

（5）宫角妊娠史（右侧宫角）。

（6）多次宫腔手术史。

【治疗经过】

患者第一次 MDT 讨论时，结合放射科现场盆腔 MRI 阅片和妇科意见，暂不考虑"宫角妊娠"，但是可明确"妊娠合并子宫畸形（鞍状子宫）"诊断。因既往右侧宫角妊娠史、宫腔镜下右侧宫角黏连分解史，可能会导致右侧宫角肌层较薄，告知患者及家属随着孕周增大，子宫肌层最薄处随时有破裂出血风险、胎盘黏连、胎盘植入、产时及产后出血可能，严重时会威胁母胎安全。患者及家属继续妊娠意愿强烈，共同制定孕期严密监测方案：每 2 周腹部超声监测右侧宫角肌层的厚度，孕 30 周左右再次进行盆腔 MRI 检查、MDT 讨论评估妊娠及分娩风险。

患者第二次 MDT 讨论后继续期待妊娠、定期产检，孕 36^{+6} 周入院，择期剖宫产终止妊娠。后续产检按照既定方案执行，孕妇于孕 36^{+6} 周入院待产，孕 37 周时在腰硬联合麻醉下行子宫下段剖宫产术，术中分娩一女婴，体重 3 160 g，Apgar 评分 9 - 10 - 10 分。术中见胎盘大部分附着于后壁，部分附着于右侧宫角，胎盘娩出后右侧宫角肌层薄弱，收缩差，予局部压迫缝合止血。术中出血 400 mL，术后恢复可。

【MDT 诊疗思路】

孕 13 周时安排第一次 MDT 讨论的目的是鉴别宫角妊娠和妊娠合并鞍状子宫,明确诊断后告知风险,并根据孕妇及家属继续妊娠的强烈意愿,制定孕期监测方案。

孕 30^{+6} 周时安排第二次 MDT 讨论以评估子宫破裂、胎盘植入、产时及产后出血风险,拟定分娩方式和时机。在充分做好产前预案的情况下,产科医生、孕妇及家属做到了最大程度配合,最终获得了良好的妊娠结局,避免了因过度医疗干预而终止妊娠。

【相关知识点解读】

1. **概念及流行病学**　鞍状子宫的双侧子宫角分离程度较双角子宫轻,表现为子宫底向子宫腔内稍凹陷呈马鞍状,故称鞍状子宫,也称为心形子宫、弧形子宫或弓形子宫。鞍状子宫多无症状,超声和 MRI 及子宫输卵管碘油造影有助于诊断,若出现反复流产,应行子宫整形术。子宫发育异常较少见,在育龄妇女人群中发病率约为 4.3%。子宫发育不良包括子宫未发育或发育不良、始基子宫、幼稚子宫、一侧单角子宫与发育不良的残角子宫、双侧发育正常完全分离的双子宫、两角分离的双角子宫、鞍状子宫、纵隔子宫。对于妊娠女性,先天性子宫畸形可致下列后果:自然流产、反复自然流产、早产、胎儿生长受限、产前出血、产后出血、胎盘附着异常、宫颈机能不全、胎先露异常、妊娠相关高血压、剖宫产、残角子宫破裂[1,2]。

2. **子宫角部妊娠与输卵管间质部妊娠**　子宫角部妊娠是一种宫内妊娠,其临床病程不同于间质部妊娠。其孕囊植入宫腔外侧角的子宫输卵管连接处内侧,接近输卵管近端开口。与间质部妊娠不同,子宫角部妊娠位于圆韧带的内侧[3]。子宫角部妊娠似乎较少见,有关其诊断或治疗的报道很少。一项前瞻性队列研究纳入 42 例经临床随访的子宫角部妊娠患者,发现活产率是 80%,早期妊娠丢失率是 20%,并未发生子宫破裂或严重并发症[4]。而在产科临床工作中,因宫角妊娠可能建议终止妊娠的病例很常见,这可能给患者带来不必要的过度干预。因此,在对宫角妊娠可能的病例给出诊疗意见时建议慎重,必要时可在 MDT 讨论后再制定诊疗方案。

3. 先天性子宫畸形与妊娠结局的相关性　不同报告中,特定先天性子宫畸形相关产科并发症的类型及发生率各异。最近一篇系统评价表明,先天性子宫畸形与正常子宫相比,下述妊娠期并发症的风险升高(表17-1)[2]。

表 17-1　先天性子宫畸形相关妊娠期并发症的类型及相关性

妊娠期并发症	子宫畸形相关性
早产	纵隔子宫(OR 4.06)、双角子宫(OR 4.98)、单角子宫(OR 3.74)
先露异常	纵隔子宫(OR 13.76)、双角子宫(OR 10.41)、单角子宫(OR 11.6)
剖宫产	纵隔子宫(OR 5.19)、双角子宫(OR 7.82)、单角子宫(OR 2.06)
胎膜早破	纵隔子宫(OR 1.44)、双角子宫(OR 2.11)、单角子宫(OR 1.54)
胎儿生长受限	纵隔子宫(OR 2.99)、双角子宫(OR 3.86)、单角子宫(OR 4.43)
胎盘早剥	纵隔子宫(OR 10.7)、双角子宫(OR 7.61)、单角子宫(OR 9.76)

注:OR,比值比(odds ratio)。

4. 子宫畸形分类　欧洲人类生殖与胚胎学会及欧洲妇科内镜学会子宫畸形分类见表17-2[5]。

表 17-2　欧洲人类生殖与胚胎学会及欧洲妇科内镜学会子宫畸形分类

类型	描述	亚类	解剖图示
U0	正常子宫	—	
U1	子宫形态异常	a. T型子宫	
		b. 幼稚子宫	
		c. 其他子宫发育不良	

续　表

类型	描　述	亚　类	解剖图示
U2	纵隔子宫	a. 部分纵隔子宫（宫底内陷<宫壁厚度的50%且宫腔内隔厚度>宫壁厚度的50%）	
		b. 完全纵隔子宫（宫底内陷<宫壁厚度的50%）	
U3	双角子宫	a. 部分双角子宫（宫底内陷>宫壁厚度的50%）	
		b. 完全双角子宫	
		c. 双角纵隔子宫（宫底内陷>宫壁厚度的50%且宫腔内隔厚度>宫壁厚度的50%）	
U4	单角子宫	a. 对侧伴有宫腔的残角子宫（与单角子宫相通或不相通）	
		b. 对侧为无宫腔残角子宫或缺如	
U5	发育不良	a. 有宫腔始基子宫（双侧或单侧）	
		b. 无宫腔始基子宫（双侧或一侧子宫残基，或无子宫）	
U6	未分类畸形	—	—

（杨晓宁　刘　铭）

参考文献

［1］Venetis CA，Papadopoulos SP，Campo R，et al. Clinical implications of congenital uterine anomalies：a meta-analysis of comparative studies［J］. Reprod Biomed Online，

2014, 29(6): 665 - 683.

[2] Panagiotopoulos M, Tseke P, Michala L. Obstetric complications in women with congenital uterine anomalies according to the 2013 European Society of Human Reproduction and Embryology and the European Society for Gynaecological Endoscopy classification: a systematic review and Meta-analysis[J]. Obstet Gynecol, 2022, 139 (1): 138 - 148.

[3] Lau S, Tulandi T. Conservative medical and surgical management of interstitial ectopic pregnancy[J]. Fertil Steril, 1999, 72(2): 207 - 215.

[4] Bollig KJ, Schust DJ. Refining angular pregnancy diagnosis in the first trimester: a case series of expectant management[J]. Obstet Gynecol, 2020, 135(1): 175 - 184.

[5] 中华医学会妇产科学分会.女性生殖器官畸形诊治的中国专家共识[J].中华妇产科杂志,2015(10): 5.

【病史】

现病史：患者,34 岁,G_2P_1,孕 34^{+3} 周,检查发现杂合子型凝血因子 V 缺乏症 2 年余。平素月经规则,末次月经:2022 年 2 月 18 日,预产期:2022 年 11 月 25 日。此次自然妊娠,孕期我院建卡产检,胎儿 NT 1.3 mm,NIPT 提示低风险,胎儿超声畸形筛查未见明显发育异常,OGTT 正常。孕 28 周后低分子肝素 4 100 U 每日皮下注射预防血栓形成。孕晚期因该疾病增加孕期血栓等风险组织产科 MDT 诊疗。

既往史：患桥本甲状腺炎 9 年余,现口服左甲状腺素钠片 100 mg/d,近期复查甲状腺功能正常。发现杂合子型凝血因子 V 缺乏症 2 年余。2020 年在全身麻醉下行鼻部整形术。无药物或食物过敏史。

生育史：1 - 0 - 0 - 1,2020 年 6 月 13 日孕 40^{+6} 周经阴道顺产分娩一男婴,体重 3 970 g,因筛查发现"因子 V 莱登突变,杂合型",孕晚期及产后均注射低分子肝素预防血栓。

【体格检查】

1. **生命体征**　体温 36.5℃,脉搏 86 次/min,呼吸 20 次/min,血压 119/73 mmHg。

2. **查体**　患者一般情况好,神志清,精神可,发育正常,营养中等,皮肤、黏膜无黄染、无淤斑淤点,无贫血貌。身高 168 cm,体重 80.5 kg,BMI 28.5 kg/cm²。心率 86 次/min,律齐,心肺听诊无异常;腹膨隆,腹软,肝脾肋下未及,双下肢浮肿(-)。生理反射存在,病理反射未引出。

3. **专科检查**　宫高 33 cm,腹围 105 cm,听诊胎心 146 次/min,未及宫

缩,未行阴道检查。

【实验室检验和辅助检查】

孕 34^{+3} 周时

（1）感染指标：白细胞 12.13×10^9/L,中性粒细胞百分比 77.5%,红细胞 4.50×10^{12}/L,血红蛋白 124 g/L,血小板计数 252×10^9/L,快速 CRP 11.02 mg/L,肝素结合蛋白 8.63 ng/mL。

（2）凝血指标：凝血酶原时间 7.2 秒,凝血酶时间 16.3 秒,活化部分凝血活酶时间 25.0 秒,纤维蛋白（原）降解产物 3.96 μg/mL,纤维蛋白原 5.32 g/L,D-二聚体 1.050 mg/L。

（3）生化指标：总蛋白 76.0 g/L,白蛋白 38 g/L,丙氨酸转氨酶 14 U/L,天冬氨酸转氨酶 26 U/L,总胆红素 4.2 μmol/L。肌酐 49 μmol/L,尿素 3.1 mmol/L,尿酸 176 μmol/L。

（4）尿液指标：尿蛋白阴性。

（5）甲状腺功能：TSH 1.96 μIU/mL,FT$_3$ 2.4 pg/mL,FT$_4$ 1.07 ng/dL。

【MDT 讨论】

1. 麻醉科建议　患者前次妊娠分娩方式为阴道分娩,未使用分娩镇痛,患者及家属表示此次分娩暂不需要分娩镇痛。建议分娩前尽量停用低分子肝素皮下注射 24 h,如有需求,可以安排分娩镇痛;如果需要剖宫产适宜选择全身麻醉,术前做好预防产时和产后出血应急预案。

2. 检验科建议　建议完善血栓弹力图和血栓四项检测;凝血因子 V 主要与凝血因子 Xa、钙离子、血小板因子形成凝血酶原复合物,如果阴道试产或剖宫产过程中需要输注血浆,建议使用普通冰冻血浆。

3. 血液科建议　建议随访弥散性血管内凝血相关指标,如无特殊,可继续随访观察。如果有出血倾向,可以输注冷沉淀或普通冰冻血浆。

4. 产科建议　孕晚期和产后加强血栓监测,包括双下肢超声、凝血功能指标等。建议皮下注射低分子肝素预防血栓至分娩前 1 周。若分娩发动时低分子肝素停药不到 24 h,则需要动态观察凝血指标、血栓弹力图。

如果分娩过程需输注血浆治疗,首选普通冰冻血浆。产后一方面动态监测凝血功能,随访双下肢超声;另一方面积极预防血栓形成,包括适当多饮水、多活动,间断穿脱弹力袜,皮下注射低分子肝素预防血栓至产后 6 周等措施。

【MDT 结论】

（1）目前"妊娠合并遗传性易栓症（凝血因子 V 莱登突变）"诊断明确。

（2）现孕 34^{+3} 周,可继续妊娠至足月,继续加强孕妇凝血功能监测并使用低分子肝素至分娩前 1 周停药。

（3）孕妇现无阴道试产的禁忌证,可行阴道试产,如果分娩过程需输注血浆治疗,首选普通冰冻血浆;若因母胎因素需行剖宫产术,则首选全身麻醉,术前提前做好抗凝、预防产时和产后出血等应急预案。

（4）产后加强随访并皮下注射低分子肝素预防血栓至产后 6 周。

【最后诊断】

（1）G_2P_1,孕 34^{+3} 周,单胎。

（2）妊娠合并遗传性易栓症（凝血因子 V 莱登突变）。

（3）妊娠合并肥胖。

（4）妊娠合并甲状腺功能减退。

【治疗经过】

患者于孕 40^{+6} 周入院待产,入院前 1 日已停低分子肝素皮下注射,入院后完善常规检查,排除阴道分娩禁忌证后予放置宫颈球囊促进宫颈成熟,后续行人工破膜及催产素引产,次日顺产一活女婴,体重 3 650 g,Apgar 评分 9 - 10 - 10 分,产时产后出血共计 250 mL。产后 24 h 后开始给予低分子肝素皮下注射预防血栓形成,顺产后 3 d 出院,出院后继续每日注射低分子肝素 1 支至产后 6 周。

【MDT 诊疗思路】

凝血因子 V 莱登突变在西方人群中较常见,但在亚洲人中较少见。

对于相对较少见的凝血功能异常疾病,产科医生往往不够熟悉,通过 MDT 诊疗,结合检验科、血液科等的意见,使得患者的孕期诊疗更精准,同时对围产期血栓风险进行了有效预防。

【相关知识点解读】

1. 概念及流行病学　凝血因子 V 莱登突变指凝血因子 V 基因第 10 外显子的单核苷酸错义突变,为常染色体不完全显性遗传。凝血因子 V 莱登突变患者的血液较容易在腿部、肺部等部位形成血凝块。"莱登(Leiden)"取自荷兰一座城市的名字,即该异常基因的发现地。凝血因子 V 莱登突变导致无论是活化形式还是无活性形式的凝血因子 V 都对活化蛋白 C 的作用不敏感,活化蛋白 C 是一种天然抗凝物质。凝血因子 V 莱登 *G1691A* 突变 506 位的氨基酸由精氨酸变为了谷氨酸,导致活化蛋白 C 的识别降解位点丢失,活化的凝血因子 V 的清除减少,容易形成血栓。因此,凝血因子 V 莱登突变杂合子携带者发生 VTE 的风险增加 5 倍,而凝血因子 V 莱登突变纯合子携带者血栓风险增加 20 倍[1]。该病一般遗传自父亲和/或母亲一方,携带此基因的概率与人种相关。4%～5% 的白人有该基因,而在英国、希腊、瑞士等地区,该基因突变的携带率达到 8.8%～15%[2]。大部分变异基因携带者不自知,因为并未出现症状。但一些人可能无意中检出凝血因子 V 莱登突变,或者通过基因组测序检测获知自身基因状态。

2. 易栓症的分类与病因　详见表 18-1[3]。

表 18-1　易栓症的分类与病因

分　类	病　因
遗传性易栓症	抗凝血酶缺陷症[a]、蛋白 C 缺陷症[a]、蛋白 S 缺陷症[a]、血栓调节蛋白缺陷、*APOH* 基因突变、肝素辅因子 II 基因突变、凝血因子 VIII 水平升高[a]、凝血因子 IX 水平升高[a]、凝血因子 XI 水平升高[a]、凝血因子 II 突变导致抗凝血酶抵抗[a]、异常纤维蛋白原血症[a]、血红蛋白病/地中海贫血、高同型半胱氨酸血症[a]、先天性睾丸发育不全、PAI-1 水平升高、凝血因子 V 莱登突变[a]、凝血因子 II *G20210A* 突变[a]、蛋白质丢失性肠病[a]、其他罕见的遗传性易栓症

续　表

分　类	病　因
获得性危险因素	年龄>65 岁[a]、BMI>30 kg/cm[2]、吸烟、多发性外伤[a]、大手术[a]、骨折[a]、脱水、妊娠/产褥期、下肢瘫痪或麻痹、肢体制动/长期卧床、长途飞行、脾切除/脾动脉栓塞、中心静脉穿刺、造血刺激因子(促红细胞生成素、血小板生成素等)、一些化疗药物、人工材料(心瓣膜、留置导管等)[a]、输注血制品(红细胞、血小板)、止血治疗(抗纤溶、凝血因子制剂)、药物(糖皮质激素、避孕药、雌激素、睾酮治疗、抗精神病药物)
易栓症相关获得性疾病	抗磷脂综合征[a]、活动性恶性肿瘤[a]、骨髓增殖性肿瘤[a]、肾病综合征[a]、阵发性睡眠性血红蛋白尿[a]、炎症性肠病、系统性红斑狼疮、系统性血管炎[a]、急性心肌梗死、急性卒中[a]、糖尿病、肝素诱导的血小板减少[a]、库欣综合征[a]、慢性肺病(呼吸衰竭、慢性阻塞性肺病)、感染与炎症(结核、艾滋病、胰腺炎)、布-加综合征[a]、血栓性微血管病(TTP、溶血性尿毒综合征)[a]、心力衰竭、高黏滞血症(巨球蛋白血症、M 蛋白血症)[a]

注：[a]表示 VTE 的高危险因素，否则为中低危险因素。本表中高危险因素指文献所报道 VTE 的相对风险增加 3 倍以上，中低危险因素指文献所报道 VTE 的相对风险增加 1~3 倍。PAI-1，纤溶酶原激活物抑制剂-1。

3. **遗传性易栓症**　遗传性易栓症常见于抗凝蛋白或促凝蛋白基因突变，而最终引起血栓栓塞。常见的抗凝蛋白有抗凝血酶、蛋白 C、蛋白 S；常见的促凝蛋白基因有 *FV Leiden*、凝血酶原基因 *G20210A*。遗传性易栓症存在着显著的人种差异。在西方人群中，凝血因子 V 莱登突变、凝血酶原基因 *G20210A* 突变、抗凝血酶缺乏、蛋白 C 缺陷症和蛋白 S 缺陷症导致的易栓症的患病率分别为 3%~7%、2%~3%、0.2%~0.5%、0.2%~0.4% 和 0.03%~0.21%[4]。我国和亚洲其他地区以抗凝蛋白基因突变为主，包括抗凝血酶缺陷症、蛋白 C 缺陷症、蛋白 S 缺陷症等。抗凝血酶缺陷症在正常人群中的发生率是 0.02%，在静脉血栓患者中发生率为 0.5%~1%。来自华中地区的易栓症分子遗传学研究显示，蛋白 C 缺陷杂合子在汉族健康人群的缺陷症占比为 0.8%~2.4%，发生易栓症的风险比汉族健康人群增加 2.5~6.4 倍[4]。遗传性易栓症是增加血栓栓塞性疾病风险的遗传性疾病。妊娠期间，一些凝血因子会发生正常的妊娠相关生理性改变，导致高凝状态，使得妊娠合并遗传性易栓症引发血栓形成的风险增加。最常见的遗传性易栓症包括蛋白 S 缺陷症、蛋白 C 缺陷症、抗凝血酶缺陷症、凝血因子 V 莱登突变和凝血酶原基因 *G20210A* 突变等[4]。中华医学会血液学分会血栓与止血学组在 2012 年发布的《易栓症诊断中国专家共识(2012 年版)》[5]中建议对哈萨克族、维吾尔族等高加索血统的少数民族人群除了筛查抗凝蛋白,还应检测活化蛋白 C 抵抗症(凝血因子 V 莱登突变)和凝血酶原基因 G20210 突变。

4. 遗传性易栓症的防治原则　详见表 18 - 2[3]。

表 18 - 2　遗传性易栓症的防治原则

遗传性易栓症分类	防 治 原 则
抗凝血酶缺陷症	避免使用普通肝素/低分子量肝素
蛋白 C 缺陷症、蛋白 S 缺陷症	谨慎使用维生素 K 拮抗剂
基因变异纯合子、双等位基因变异、复合基因变异或复发性 VTE	建议个体化长期/终身抗凝预防
初发 VTE 的基因变异杂合子	积极避免诱发因素,在暴露于诱发因素时(妊娠、外科手术等)积极抗凝预防
长期/终身抗凝	定期监测 D - 二聚体、抗凝参数(国际标准化比值、抗凝血因子 Xa 活性等)评估 VTE 复发风险,同时定期监测凝血功能和评估出血风险

5. 遗传性易栓症抗凝药物的应用　遗传性易栓症的治疗主要是予以抗凝药物,对于患者来说,使用抗凝剂受个体 VTE 病史、遗传性易栓症严重程度、家族 VTE 史以及其他风险因素影响,用药前都应该接受个体化风险评估,针对每例患者的需要讨论抗凝治疗的风险和益处,进行个体化管理。

凝血因子 V 莱登纯合突变或凝血酶原基因突变的女性妊娠期和产后患 VTE 的风险增高,即使没有其他风险因素存在也应该接受预防性抗凝用药。对于其他低风险易栓症(如凝血因子 V 莱登突变、凝血酶原基因 G20210A 杂合、蛋白 C 缺陷症和蛋白 S 缺乏缺陷症),药物预防需根据有无其他风险因素、有无麻醉需求等进行决策,并且可以结合 MDT 诊疗意见,如邀请麻醉学或血液学专家参与决策。分娩前后应考虑调整抗凝方案,从而为使用椎管内麻醉做准备。几乎所有产前需要药物抗凝的该类患者,产后均需继续抗凝治疗 6 周以上。使用普通肝素、低分子肝素和华法林时可进行母乳喂养。

6. 凝血因子Ⅴ莱登突变与不良妊娠结局的相关性 凝血因子Ⅴ莱登突变不仅增加了孕期的高凝状态,还和妊娠不良结局相关。凝血因子Ⅴ莱登突变与孕早期胎儿丢失无显著相关性。对于孕中晚期胎儿丢失,风险呈一致且递增的趋势:首次发生孕晚期胎儿丢失的比值比为 2.4(95%置信区间 1.1~5.2),而有 2 次及以上孕中晚期胎儿丢失的比值比上升至10.7(95% 置信区间 4.0~28.5)。凝血因子Ⅴ莱登突变使重度子痫前期的风险增加 2.9 倍(95%置信区间 2.0~4.3),使胎儿生长受限的风险增加 4.8 倍(95%置信区间 2.4~9.4)。因此推荐对孕中晚期复发性胎儿丢失的女性进行凝血因子Ⅴ莱登突变检测,仅发生 1 次孕晚期胎儿丢失的女性也可能需要检测。对于已知携带凝血因子Ⅴ莱登突变的女性,建议监测不良妊娠结局,是否进行常规抗凝治疗预防母胎不良结局仍存在争议[6]。

(孟璐璐 李小娜)

·+·+·+·+·+·+·+·+·+·+·+·+·+·+·+· 参考文献 ·+·+·+·+·+·+·+·+·+·+·+·+·+·+·+·

[1] Franchini M, Lippi G. Factor V Leiden in women: a thrombotic risk factor or an evolutionary advantage? [J]. Semin Thromb Hemost, 2011, 37(3): 275 - 279.

[2] Kujovich JL. Factor V Leiden thrombophilia[J]. Genet Med, 2011, 13(1): 1 - 16.

[3] 中华医学会血液学分会血栓与止血学组. 易栓症诊断与防治中国指南(2021 年版)[J]. 中华血液学杂志,2021,42(11): 881 - 888.

[4] 中华医学会妇产科学分会产科学组. 妊娠期及产褥期静脉血栓栓塞症预防和诊治专家共识[J]. 中华妇产科杂志,2021,56(4): 236 - 243.

[5] 中华医学会血液学分会血栓与止血学组. 易栓症诊断中国专家共识(2012 年版)[J]. 中华血液学杂志,2012,33(11): 982.

[6] Dudding TE, Attia J. The association between adverse pregnancy outcomes and maternal factor V Leiden genotype: a meta-analysis[J]. Thromb Haemost, 2004, 91(4): 700 - 711.

【病史】

现病史：患者,34 岁,G₄P₁,孕 37^{+2} 周,发现血小板进行性减少 1 d。平素月经规律,末次月经:2022 年 11 月 2 日,预产期:2023 年 8 月 9 日。此次自然受孕,孕期规律产检,胎儿 NT 1.2 mm,NIPT 提示低风险、胎儿超声畸形筛查未见明显发育异常。OGTT 4.62 mmol/L(空腹)‑10.63 mmol/L(1 小时)‑5.37 mmol/L(2 小时),诊断"妊娠期糖尿病",予以饮食+运动控制血糖,孕期血糖控制可。患者既往发现"血小板减少"6 年,本次妊娠孕早期曾至我院血液科就诊,完善血液学相关检查后未行骨髓穿刺,孕期动态监测血小板,血小板计数波动在(72~84)×10⁹/L,2023 年 7 月 21 日孕 37^{+2} 周时监测血小板下降至 28×10⁹/L,收治入院并为全面评估围产期风险、制定分娩方案组织 MDT 诊疗。

既往史：2017 年诊断"血小板减少",血小板最低时达 80×10⁹/L,未行骨髓穿刺,未规律药物治疗。否认慢性疾病史,无手术外伤史。

婚育史：已婚已育,1‑0‑2‑1,早孕,胚胎停育、早孕人工流产各 1 次;2021 年 12 月足月顺产一男活婴,产程顺利,产后恢复好。

【体格检查】

1. 生命体征　体温 36.4℃,脉搏 84 次/min,呼吸 19 次/min,血压 125/79 mmHg。

2. 查体　患者一般情况良好,神志清,精神可,行动自如,发育正常,营养中等,皮肤、黏膜无黄染、无淤点淤斑,未见皮下出血点,无贫血貌。心率 84 次/min,律齐,心肺听诊无异常。腹膨隆,腹软,肝脾肋下未及,双下肢浮肿(-)。生理反射存在,病理反射未引出。

3. 专科检查　宫高 35 cm,腹围 110 cm,听诊胎心 126 次/min,未及宫缩,未行阴道检查。

【实验室检验和辅助检查】

2023 年 7 月 21 日至 2023 年 7 月 29 日监测血小板变化如图 19 - 1,白细胞、红细胞计数、血红蛋白含量无殊。

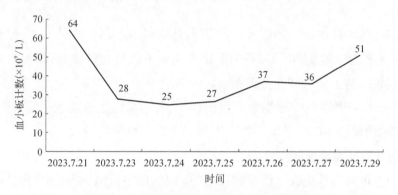

图 19 - 1　案例 19 患者围产期血小板计数变化

1. 入院前(孕36^{+1} 周)　产科超声:单胎头位,双顶径 89 mm,枕额径 108 mm,头围 316 mm,腹围 316 mm,股骨长度 66 mm,肱骨长度 58 mm;脐动脉:S/D 2.1,PI 0.7,RI 0.51;胎盘位置前壁;胎儿体重约 2 609+/ -381 g。

2. 入院时(孕37^{+1} 周)

(1) 生化指标:正常。

(2) 免疫指标:血小板特异性和组织相关融性阴性,狼疮抗凝物质正常,抗 β_2 糖蛋白 I 阴性,ACA(IgM)阴性,ACA(IgG)阴性,抗核抗体阴性。

(3) 心电图:正常,窦性心律。

【MDT 讨论】

1. 血液科建议　患者既往诊断"血小板减少"6 年,免疫指标及自身血小板抗体阴性,患者未行骨穿,目前引起"血小板减少"的病因不明,单纯免疫性血小板减少可能性较大。目前血小板水平过低,骨髓穿刺有出血风险,故暂不建议。患者的皮肤无瘀点瘀斑,暂无凝血功能异常,但血小板进行性下降,若进行剖宫产手术,建议术前申请 1 U 单采血小板输注预防出血。如无产科禁忌证,可使用重组人血小板生成素注射液 15 000 U 每日皮下注射。剖宫产术后建议给予甲强龙 40 mg/d 静滴,持续 5 d;重组人血小板生成素注射液 15 000 U 每日皮下注射,持续 5 d 治疗。

2. 麻醉科建议　患者血小板进行性降低,最低达 $28×10^9$/L,椎管内麻醉有形成局部血肿风险,若阴道试产建议不做分娩镇痛;若行剖宫产分娩,建议麻醉方式选择全身麻醉。

3. 输血科建议　根据患者目前病情,有术前输注单采血小板指征,可以在术前输注 1 U 单采血小板。因患者产后出血风险较大,可备悬浮红细胞 4 U+新鲜冰冻血浆 400 mL。

4. 新生儿科建议　该孕妇诊断"免疫性血小板减少"可能性大,虽母体抗血小板抗体阴性,但抗血小板抗体检测敏感性低。免疫性血小板减少孕妇血循环中通常存在抗血小板抗体 IgG,这种抗体可以通过胎盘进入胎儿血循环。这种抗体黏附于胎儿的血小板表面,破坏胎儿血小板。该患者母体病情较重,同时应警惕新生儿血小板减少。新生儿娩出后每日监测血小板计数,免疫性血小板减少导致的新生儿血小板减少最易出现在产后 72 h 内。

5. 产科建议　结合患者目前病情,现孕 37^{+2} 周,入院后复查血小板较前显著下降,最低达 $28×10^9$/L。尽管妊娠合并血小板减少不是剖宫产的指征,但顺产时间不可控,产程可能较长,倾向于建议输注血小板后行子宫下段剖宫产终止妊娠,但需充分知情同意。

【MDT 结论】

(1)患者目前"妊娠合并血小板减少"诊断明确,病因考虑"免疫性血小板减少"可能性大。

(2)入院后复查血小板较前显著下降,最低达 $28×10^9$/L,与患者及家属沟通目前病情及分娩风险后,拟定术前输注 1 U 血小板后在全身麻醉下行子宫下段剖宫产术。

（3）术后给予甲强龙 40 mg 静滴/d,持续 5 d;重组人血小板生成素注射液 15 000 U 每日皮下注射,持续 5 d。术后严密监测新生儿血小板情况。

【最后诊断】

（1）G_4P_1,孕 37^{+1} 周,单胎头位。

（2）妊娠合并血小板减少(免疫性血小板减少可能)。

（3）妊娠期糖尿病。

【治疗经过】

2023 年 7 月 23 日予输注单采血小板 1 U 后在全身麻醉下行子宫下段剖宫产术,术中分娩一女活婴,体重 2 555 g,Apgar 评分 9 - 10 - 10 分。术后给予甲强龙 40 mg/d 静滴,持续 5 d,重组人血小板生成素注射液 15 000 U/d,持续 5 d 治疗。患者术后恢复可,剖宫产术后 5 d 出院。新生儿每日监测血常规,血小板均正常。患者出院后产后门诊继续随访,2023 年 8 月 4 日复查血小板 $89×10^9$/L。

【MDT 诊疗思路】

妊娠合并血液系统疾病中最常见的是贫血,妊娠合并血小板减少的发病率居第 2 位。这类疾病的诊治在血小板降至 $50×10^9$/L 以下时难度增加,需要结合孕周决定继续妊娠或终止妊娠的方案。

【相关知识点解读】

1. 概念及流行病学　血小板减少是指血小板计数低于正常范围下限(通常 $<150×10^9$/L)。大多数无并发症的妊娠女性血小板计数均处于正常范围内($150×10^9 \sim 450×10^9$/L)。相比单胎妊娠女性,双胎妊娠女性的血小板计数稍低。正常孕妇血小板计数低于非妊娠期,在妊娠中晚期下降约 10%。妊娠合并血小板减少是常见的妊娠期母体血液系统并发症之一,仅次于妊娠合并贫血,其发病率为 6%~10%。妊娠期血小板减少又称

妊娠期新发血小板减少,是一种良性自限性疾病,无需进一步评估和治疗。绝大多数在妊娠期发现的血小板减少病例,以及几乎所有无并发症妊娠的血小板减少病例都由妊娠期血小板减少所致。妊娠期血小板减少可发生于早期妊娠,但其发生率随着妊娠的进展而升高,在分娩时最高,发生率为 5%~10%[1,2]。特发性血小板减少性紫癜(idiopathic thrombocytopenic purpura, ITP)又称免疫性血小板减少性紫癜、自身免疫性血小板减少性紫癜,是一种获得性血小板减少,由抗血小板抗原的自身抗体导致。ITP是其他方面无症状成人血小板减少的一个较常见原因,是一种排除性诊断,定义为单纯性血小板减少(血小板计数<$100×10^9$/L)不伴贫血或白细胞减少,且无其他可造成血小板减少的明显原因。

血小板减少的严重程度可进一步细分为轻度(血小板计数为 100~$150×10^9$/L)、中度($50~99×10^9$/L)和重度(<$50×10^9$/L)[3]。

2. 妊娠期血小板减少的病因　妊娠期血小板减少(gestational thrombocytopenia,GT)根据是否合并其他并发症分为孤立性血小板减少和血小板减少伴系统性损害,常见病因详见表 19-1。

表 19-1　GT 的病因

类　别	妊娠特异性病因	非妊娠特异性病因
孤立性血小板减少	妊娠期血小板减少(70%~80%)	继发性血小板减少(<1%) 药物诱导的血小板减少 血管性血友病ⅡB型 先天性血小板减少
血小板减少伴系统性损害	重度子痫前期(15%~20%) HELLP 综合征 妊娠期急性脂肪肝	TTP、溶血性尿毒症 系统性红斑狼疮 抗磷脂综合征 病毒感染 骨髓造血异常 营养不良 脾功能亢进 甲状腺疾病

3. ITP 的治疗　对于 ITP 患者,依据如下快速临床评估,确定是否需要治疗来提高血小板计数,包括有无出血及其部位、急缓和严重程度;血小板计数;其他的出血危险因素;出血或血小板减少的既往治疗及其效

果;目前所用治疗。无出血的患者若血小板计数<20×10⁹/L,通常建议输注血小板以提高血小板计数,若血小板计数≥30×10⁹/L,则不需要。

血小板输注是危重出血患者增加血小板数量最快的方法,常用剂量是 1 U 单采血小板或 4~6 U 混合血小板。由于免疫介导的机制快速破坏输入的血小板,ITP 患者输注血小板的效果往往短暂且不断减弱,故在等待其他治疗起效期间,可以重复输注血小板。输注血小板后,计数增加通常短暂,甚至持续<1 h,因此需要其他全身性治疗。

糖皮质激素和静脉注射免疫球蛋白(intravenous immune globulin, IVIg)均可提高血小板计数,且二者的作用机制不同,因此危重出血时可以联合使用 IVIg 和糖皮质激素。糖皮质激素的用量包括: 地塞米松 40 mg,静滴,q.d.,连续 4 d;或甲泼尼龙 1 g,静滴,q.d.,连续 3 d。

IVIg 的适应证包括: 需要更快提高血小板计数;糖皮质激素初始治疗未提高血小板计数;需要提高血小板计数但不能耐受糖皮质激素。许多 ITP 患者中,IVIg 可在 12~24 h 内提高血小板计数;这种疗效得到了充分验证,因此血小板计数的 IVIg 治疗反应成为了 ITP 的诊断标准[4]。IVIg 通常单次剂量 1 g/kg,第 2 日重复给药,除非血小板计数>50×10⁹/L。

4. GT 的诊断标准　GT 又称妊娠期新发血小板减少,是一种良性自限性疾病,无须进一步评估和治疗。绝大多数在妊娠期发现的血小板减少病例,以及几乎所有无并发症妊娠的血小板减少病例都由 GT 所致。GT 可发生于早期妊娠,但其发生率随着妊娠的进展而升高,在分娩时最高,为 5%~10%[5]。GT 的诊断标准如下: ① 最常见于分娩时,但可发生于妊娠期任何时候;② 轻度血小板减少;③ 99%的 GT 患者血小板计数≥100×10⁹/L;④ 出血和瘀斑没有增加;⑤ 不伴全血细胞计数异常;⑥ 无胎儿或新生儿血小板减少[5]。

5. GT 与 IPT 的鉴别　在妊娠期,只要血小板减少的程度轻(如血小板计数为 100×10⁹/L~150×10⁹/L),就不必区分 GT 与 ITP。这两种疾病都是通过排除血小板减少的其他原因进行诊断的,没有针对这两种疾病的实验室检查。GT 可在妊娠期的任何时间出现,但由于全血细胞计数异常更可能在妊娠的较晚阶段进行,所以 GT 更常在近足月或分娩时被识别出。GT 在分娩后缓解,但可能需要 6 周以上的时间。ITP 常常在妊娠前、妊娠期间和妊娠后发病,血小板减少程度各异。如果血小板计数降至 $100 \times 10^9/L$ 以下,则更可能诊断是 ITP。

(李小娜　季玉琴)

＋＋＋＋＋＋＋＋＋＋＋＋＋＋＋ 参考文献 ＋＋＋＋＋＋＋＋＋＋＋＋＋＋＋

[1] Reese JA, Peck JD, Deschamps DR, et al. Platelet Counts during Pregnancy[J]. N Engl J Med, 2018, 379: 32.

[2] Sainio S, Kekomaki R, Riikonen S, et al. Maternal thrombocytopenia at term: a population-based study[J]. Acta Obstet Gynecol Scand, 2000, 79: 744.

[3] Williamson DR, Albert M, Heels-Ansdell D, et al. Thrombocytopenia in critically ill patients receiving thromboprophylaxis: frequency, risk factors, and outcomes[J]. Chest, 2013, 144(4): 1207 – 1215.

[4] Salib M, Clayden R, Clare R, et al. Difficulties in establishing the diagnosis of immune thrombocytopenia: An agreement study[J]. Am J Hematol, 2016, 91(8): E327 – E329.

[5] Arnold DM, Kukaswadia S, Nazi I, et al. A systematic evaluation of laboratory testing for drµg-induced immune thrombocytopenia[J]. J Thromb Haemost, 2013, 11(1): 169 – 176.

案例 20 早发型重度子痫前期

【现病史】

现病史：患者,36 岁,G_6P_1,孕 31^{+6} 周,下肢水肿 3 周,血压升高 1 d。平素月经规则,末次月经:2022 年 7 月 5 日,预产期:2023 年 4 月 12 日。本次自然受孕,孕 15^{+6} 周本院建卡,规律产检,NIPT 低风险,胎儿超声畸形筛查未发现胎儿异常,提示子宫前壁宫底部副胎盘可能,范围约 83×12 mm,与后壁胎盘似不相连。OGTT 6.18 mmol/L(空腹)-9.96 mmol/L(1 小时)-9.03 mmol/L(2 小时),诊断"妊娠期糖尿病",予饮食+运动调整,血糖控制可。3 周前患者无明显诱因下出现踝部、足部水肿,未予重视。现孕 31^{+6} 周,尿常规提示尿蛋白 3+,血压 170/99 mmHg,休息后复测血压 155/104 mmHg,否认头晕、视物不清,偶有胸闷,无腹痛,无阴道流血流液等特殊不适。自妊娠以来,体重增加 15 kg。现考虑患者因并发"子痫前期"收治入院,为进一步制定治疗方案组织产科 MDT 会诊。

既往史:否认慢性疾病史,否认手术史。

生育史:1-0-4-1。2016 年 7 月足月顺产一女活婴,体重 4 050 g,现体健。孕期血压、血糖未发现异常。早孕期人工流产 4 次。

【体格检查】

1. 生命体征 体温 36.7℃,心率 78 次/min,呼吸 18 次/min,血压 150/100 mmHg。

2. 查体 神志清,心率 78 次/min,律齐,双肺呼吸音清,未及干湿啰音。腹膨隆,肝脾肋下未及,双下肢凹陷性水肿(+++),膝反射存在。

3. 专科检查 宫高 29 cm,腹围 88 cm,胎儿体重估计 1 800 g,听诊胎心 148 次/min,宫缩 10 min 内未扪及。

【实验室检验和辅助检查】

入院时(孕 31^{+6} 周)

(1)感染指标:白细胞 7.38×10^9/L,中性粒细胞百分比 78.8%,红细胞 3.38×10^{12}/L,血红蛋白 109 g/L,血小板计数 244×10^9/L,CRP 2.39 mg/L。

(2)凝血指标:国际标准化比值 0.91,抗凝血酶Ⅲ活性 74.7%,纤维蛋白(原)降解产物<2.5 mg/L,D-二聚体测定 0.97 mg/L,纤维蛋白原 3.66 g/L,凝血酶原时间 10.6 秒,部分凝血酶原时间 24.8 秒,凝血酶时间 18.2 秒。

(3)生化指标:总蛋白 53.6 g/L,白蛋白 26.8 g/L,直接胆红素 1.4 μmol/L,总胆红素 1.8 μmol/L,甘胆酸 7.1 mg/L,天门冬氨酸氨基转移酶 16 U/L,丙氨酸氨基转移酶 8 U/L,总胆汁酸 5.1 μmol/L,尿酸 434 μmol/L,肌酐 65 μmol/L,尿素 5.15 mmol/L,钠 137 mmol/L,镁 1.57 mmol/L,氯 105.4 mmol/L,钾 4.15 mmol/L,间接胆红素 0.4 μmol/L。

(4)尿液指标:镜检白细胞 5~8 个/高倍镜视野,镜检红细胞 0 个/高倍镜视野,尿蛋白 2+。24 h 尿蛋白定量 5.55 g↑。

(5)心肌酶谱:Pro-BNP 215.60 ng/L,肌酸激酶同工酶 1.17 ng/mL,肌红蛋白 26.57 ng/mL,肌钙蛋白-T 0.007 ng/mL。

(6)产科超声:单胎头位,胎儿估重 1 800 g,胎心 168 次/min。胎盘位于后壁,厚度 30 mm,胎盘分级Ⅱ级。子宫前壁宫底部见胎盘组织,厚 30 mm,内似见与后壁胎盘相连的血流信号。最大羊水池深度 44。

(7)上腹部超声:肝脏脂肪浸润,胰腺显示不清。

(8)心电图:正常。

(9)超声心动图:二尖瓣少量反流,左心室收缩功能正常,未见明显心包积液,LVEF 69%。

【MDT 讨论】

1. 心内科建议　患者目前血压波动在 150~170/95~110 mmHg,给予拉贝洛尔 100 mg(q6h)联合硝苯地平 30 mg(q12h)口服降压,血压控制欠佳,建议改静脉降压,收缩压应控制在 130～139 mmHg,舒张压应控制在 80～89 mmHg,注意降压幅度不能太大,以平均动脉压的 10%～25% 为宜,24～48 h 达到稳定。患者否认既往心血管疾病史,建议进一步随访心肌酶谱、超声心动图、心电图动态评估,一方面可反映病情严重程度;另一方面,可与围生期心肌病相鉴别,该病主要在妊娠最后 3 个月至产后 6 个月出现,以心肌收缩功能障碍和充血性心衰为特征。结合产科意见,适时终止妊娠。

2. **眼科建议**　患者系妊娠期糖尿病合并早发型重度子痫前期,两者均可对眼底血管造成损害。虽经评估患者孕期血糖监测可,但当出现子痫前期时,应视病情发展和诊治需要酌情增加眼科检查,并注意依据病情动态复查。虽然患者现眼底检查未见明显异常,但仍建议进一步完善眼底评估,我科定期随访。

3. **新生儿科建议**　患者目前孕 31^{+6} 周,建议在确保母胎安全情况下于终止妊娠前完成促胎肺成熟。目前孕周属于早期早产范围,娩出前呼叫新生儿科医师,做好新生儿抢救准备。娩出后即刻入住新生儿高危病房。早产儿预后不良风险仍较高,需加强医患沟通。

4. **产科建议**　患者入院后加强母胎监护,同时予积极降压、镇静、解痉等治疗。目前静脉降压情况下血压仍控制不佳,短期内各器官系统病情进展、发生子痫抽搐可能性大,可严重危及母胎安全,建议尽快终止妊娠。现孕 31^{+6} 周,予积极促胎儿肺成熟,做好新生儿抢救准备。严密监护,产时、产后动态复查相关检查、检验,警惕产后 HELLP 综合征、产后子痫的发生。加强医患沟通,充分告知疾病、手术相关风险与不良预后。

【MDT 结论】

(1) 目前"早发型重度子痫前期"诊断明确。

(2) 患者经治疗后血压仍控制不稳定,病情进展,有随时终止妊娠可能,予促胎儿肺成熟治疗,做好终止妊娠准备,适时终止妊娠。

(3) 注意患者血压、心率等生命体征,注意患者有无头痛、眼花、腹痛等不适主诉,警惕病情进展,必要时转 ICU。

【最后诊断】

（1）G_6P_1，孕 31^{+6} 周，单胎头位。

（2）早发型重度子痫前期。

（3）妊娠期糖尿病。

【治疗经过】

患者入院后给予持续心电监护，监测血糖、出入量，积极静脉降压、硫酸镁解痉预防子痫、地西泮镇静、低分子肝素预防深静脉血栓等治疗，血压波动于 $119\sim149/76\sim99$ mmHg。考虑患者病情严重，有随时终止妊娠早产可能，给予糖皮质激素促胎儿肺成熟一疗程。患者完成促胎肺成熟后，病情进展，血压控制不稳，胎心监测提示频发晚期减速，遂急诊行剖宫产，术中娩一女活婴，体重 2 010 g，Apagar 评分 9-9-10 分，手术顺利。术后继续降压、解痉、镇静等治疗，产后血压控制在 $120\sim135/80\sim90$ mmHg，血糖监测正常，术后 24 h 起给予低分子肝素抗凝至产后 2 周。产后 42 d 产科随访无殊，嘱定期心内科、内分泌科随访。

【MDT 诊疗思路】

子痫前期可通过多种病理生理学途径导致母胎严重并发症，甚至死亡。其中，早发型子痫前期的母胎临床表现更严重，母胎结局更差。该类疾病的治疗难点在于终止妊娠的时机把握，管理涉及病情评估与监测，降压、解痉、镇静，及严重并发症的防治等。组织 MDT 诊疗对该类患者进行全面、充分的评估与治疗指导，有利于减少不良并发症的发生，改善母胎预后。

【相关知识点解读】

1. 概念及流行病学 HDP 是一组妊娠和高血压并存的疾病，包括妊娠期高血压与子痫前期等，全球发病率为 $4\%\sim8\%$，该组疾病严重危害母婴健康，每年约造成至少 7 万孕产妇及 50 万胎儿（新生儿）的死亡，并且与母体远期的心血管疾病风险以及新生儿幼年期免疫缺陷密切相关。相关研究显示在美国仅 2012 年，子痫前期造成的经济损失就达 21.8 亿美元,并且 HDP 在发展中国家发病率明显高于发达国家[1],因而在我国做好 HDP 的早期筛查、早期预防及精准治疗,对保障患者以及新生儿围产期的生命健康,提高远期的生活质量,避免疾病造成经济损失具有重要意义[1-3]。

2. HDP 的评估和监测[4]　　HDP 的病情复杂、变化快,分娩和产后的生理变化及各种不良刺激等均可导致病情加重。对产前、产时和产后的病情进行密切监测和评估十分重要,目的在于了解病情轻重和进展情况,及时合理干预,早防早治,避免不良妊娠结局的发生。

(1)基本监测:注意孕妇头痛、眼花、胸闷、上腹部不适或疼痛及其他消化系统症状、下肢和(或)外阴明显水肿,监测血压、体重、尿量和血尿检验指标,注意胎动、胎心和胎儿生长趋势等。

(2)孕妇的特殊检查:包括眼底、重要器官的功能、凝血功能、血脂、血尿酸水平、尿蛋白定量和电解质水平等的检查,有条件的医疗机构应检查自身免疫性疾病的相关指标,如果为早发子痫前期或重度子痫前期或存在 HELLP 综合征表现更要及时排查自身免疫性疾病的相关指标,有条件时做 TTP、溶血性尿毒症综合征等鉴别指标的检查,注意与妊娠期急性脂肪肝鉴别。

(3)胎儿的特殊检查:包括胎儿电子监护、超声监测胎儿生长发育、羊水量,如可疑胎儿生长受限或存在胎儿生长受限趋势,严密动态监测;有条件的机构应注意检测脐动脉和胎儿大脑中动脉血流阻力等。

(4)检查项目和频度:根据病情决定,注意个体化,以便于掌握病情变化。诊断为子痫前期者,需要每周 1 次甚至每周 2 次的产前检查。

3. 重度子痫前期的诊断标准　　子痫前期伴有以下任何一种表现[4]。

(1)收缩压≥160 mmHg,或舒张压≥110 mmHg(两次测量间隔至少4 h)。

(2)血小板减少(血小板<100×10⁹/L)。

(3)肝功能损害(血清转氨酶水平为正常值 2 倍以上),严重持续性右上腹或上腹疼痛,不能用其他疾病解释,或二者均存在。

(4)肾功能损害(血肌酐水平大于 1.1 mg/dL 或无其他肾脏疾病时肌酐浓度为正常值 2 倍以上)。

（5）肺水肿。

（6）新发头痛（药物治疗不能缓解且不能用其他疾病解释）。

（7）视觉障碍。

4. 子痫前期的治疗[5]

（1）一般治疗

1）治疗地点：注意结合医疗水平和医疗情况行个体化处理：非重度子痫前期孕妇应评估后决定是否住院治疗；重度子痫前期及子痫孕妇均应急诊收住院监测和治疗。

2）休息和饮食：应注意休息，以侧卧位为宜，保证充足的睡眠；保证摄入充足的蛋白质和热量；适度限制食盐摄入。为保证充足睡眠，必要时可睡前口服地西泮 2.5~5.0 mg。

（2）降压治疗：目的是预防心脑血管意外和胎盘早剥等严重母胎并发症。收缩压≥160 mmHg 和（或）舒张压≥110 mmHg 的高血压孕妇应积极进行降压治疗；收缩压≥140 mmHg 和（或）舒张压≥90 mmHg 的高血压孕妇建议降压治疗。

1）目标血压：酌情将收缩压应控制在 130~139 mmHg，舒张压应控制在 80~89 mmHg 为宜；血压不可低于 130/80 mmHg，以保证子宫胎盘血流灌注。

2）降压注意事项：降压注意个体化情况，降压过程力求平稳，控制血压不可波动过大，力求维持较稳定的目标血压；且在出现严重高血压，或发生器官损害如急性左心室功能衰竭时，需要紧急降压到目标血压范围，注意降压幅度不能太大，以平均动脉压的 10%~25% 为宜，24~48 h 达到稳定；降压手段包括生活干预和药物降压。

3）常用的降压药有肾上腺素能受体阻滞剂、钙离子通道阻滞剂及中枢性肾上腺素能神经阻滞剂等类药物。常用的口服降压药有拉贝洛尔、硝苯地平或硝苯地平缓释片等；如口服降压药血压控制不理想，可使用静脉用药（有条件者使用静脉泵入方法），常用有：拉贝洛尔、酚妥拉明；妊娠期一般不使用利尿剂降压，以防血液浓缩、有效循环血量减少和高凝倾向。妊娠期禁止使用 ACEI 类降压药和 ARB 类降压药。

（3）硫酸镁防治子痫：硫酸镁是治疗子痫和预防抽搐复发的一线药

物,也是对于重度子痫前期预防子痫发作的用药;硫酸镁控制子痫再次发作的效果优于地西泮、苯巴比妥和冬眠合剂等镇静药物;除非存在硫酸镁应用禁忌证或者硫酸镁治疗效果不佳,否则不推荐使用苯巴比妥和苯二氮䓬类药物(如地西泮)用于子痫的预防或治疗;对于非重度子痫前期孕妇也可酌情考虑应用硫酸镁。用药期间注意监测血药浓度,每日评估病情变化,决定是否继续用药;引产和产时可以持续使用硫酸镁,尤其对于重度子痫前期;若剖宫产术中应用,要注意孕产妇的心功能;产后继续使用 24~48 h,注意再评估病情;硫酸镁用于重度子痫前期预防子痫发作以及重度子痫前期的期待治疗时,为避免长期应用对胎儿(或新生儿)的血钙水平和骨质的影响,建议及时评估病情,如孕妇病情稳定,应在使用 5~7 d 后停用硫酸镁;在重度子痫前期的期待治疗中,必要时可间歇性应用。

(4) 其他治疗

1) 子痫前期孕妇需要限制补液量以避免肺水肿。除非有严重的液体丢失(如呕吐、腹泻、分娩失血)使血液明显浓缩、血容量相对不足或高凝状态者,通常不推荐扩容治疗。扩容疗法可增加血管外液体量,导致一些严重并发症的发生,如心功能衰竭、肺水肿等。子痫前期孕妇出现少尿时,如果无血肌酐水平升高不建议常规补液,持续性少尿不推荐应用多巴胺或呋塞米。

2) 应用镇静药物的目的是缓解孕产妇的精神紧张、焦虑症状、改善睡眠、预防并控制子痫,应个体化酌情应用。

3) 仅当孕妇出现全身性水肿、肺水肿、脑水肿、肾功能不全、急性心功能衰竭时,可酌情使用呋塞米等快速利尿剂。甘露醇主要用于脑水肿,甘油果糖适用于肾功能有损害的孕妇。

4) 严重的低蛋白血症伴腹水、胸水或心包积液者,应补充白蛋白或血浆,同时注意配合应用利尿剂及严密监测病情变化。

5) 妊娠<34 周并预计在 1 周内分娩的子痫前期孕妇,均应接受糖皮质激素促胎肺成熟治疗。用法:地塞米松 6 mg 每 12 小时肌内注射,连续 4 次;或倍他米松 12 mg 每日肌内注射,连续 2 d。注意不要为了完成促胎肺成熟治疗的疗程而延误了子痫前期应该终止妊娠的时机。

5. 分娩时机和方式　子痫前期孕妇经积极治疗,而母胎状况无改善或者病情持续进展的情况下,或者达到一定孕周,应考虑终止妊娠。终止妊娠的时机,应考虑的因素包括孕周、孕妇病情及胎儿情况等多方面。

终止妊娠的方式应注意个体化处理。HDP 孕妇,如无产科剖宫产术指征,原则上考虑阴道试产;但如果不能短时间内阴道分娩,病情有可能加重,可考虑放宽剖宫产术的指征;对于已经存在如前述的各类孕妇严重并发症,剖宫产术是迅速终止妊娠的手段。

(雷胜瑶　季玉琴)

参考文献

[1] Rana S, Lemoine E, Granger JP, et al. Preeclampsia: pathophysiology, challenges, and perspectives[J]. Circ Res, 2019, 124(7): 1094 - 1112.

[2] ACOG. ACOG practice bulletin No. 202: gestational hypertension and preeclampsia[J]. Obstet Gynecol, 2019, 133(1): 1.

[3] 晁冰迪,谢禄美,漆洪波,等,从不同指南解析妊娠期高血压疾病的诊治筛防 [J].实用妇产科杂志,2022,38(12): 906 - 908.

[4] ACOG. Gestational hypertension and preeclampsia: ACOG practice bulletin summary, No. 222[J]. Obstet Gynecol, 2020, 135(6): 1492 - 1495.

[5] 中华医学会妇产科学分会妊娠期高血压疾病学组. 妊娠期高血压疾病诊治指南(2020)[J]. 中华妇产科杂志,2020,55(4): 227 - 238.